CONSIDÉRATIONS

SUR LA NATURE ET LE TRAITEMENT

DU

CHOLÉRA-MORBUS,

SUIVIES D'UNE INSTRUCTION

SUR LES PRÉCEPTES

HYGIÉNIQUES CONTRE CETTE MALADIE ;

PAR LE CHEVALIER

J. R. L. DE KERCKHOVE DIT DE KIRCKHOFF,

D. M., ANCIEN MÉDECIN EN CHEF DES HÔPITAUX MILITAIRES, VICE-PRÉSIDENT HONORAIRE DE LA SOCIÉTÉ GRAND-DUCALE DE MINÉRALOGIE D'IÉNA , COMMANDEUR ET CHEVALIER DE PLUSIEURS ORDRES , MEMBRE DE LA PLUPART DES ACADÉMIES ET DES SOCIÉTÉS SAVANTES DE L'EUROPE , MEMBRE HONORAIRE DES ACADÉMIES AMÉRICAINES DES BEAUX-ARTS ET DES SOCIÉTÉS DE MÉDECINE DE NEW-YORCK ET DE PHILADELPHIE , ASSOCIÉ-CORRESPONDANT DE L'INSTITUT D'ALBANY , DU LYCÉE D'HISTOIRE NATURELLE DE NEW-YORCK , DE L'ACADÉMIE DES SCIENCES ET ARTS DE BATAVIA , ETC. , MEMBRE DE LA COMMISSION MÉDICALE DE LA PROVINCE D'ANVERS.

A ANVERS ,

Chez Madame Latour , à la librairie classique ,

Marché aux œufs , N° 619.

1833.

ON PEUT SE PROCURER LES OUVRAGES SUIVANS , PUBLIÉS

PAR

M. DE KIRCKHOFF :

1o Histoire des maladies observées a la grande armée française pendant les campagnes de Moscow en 1812 et d'Allemagne en 1813 ; 1822 , Utrecht chez Van Schoonhove ; 2e édition.

2o Hygiène militaire a l'usage des armées de terre ; 1823 , Anvers chez Jouan ; 2e édition.

3o Sur l'air atmosphérique et son influence sur l'économie animale ; 1824, Amsterdam chez Abbink ; 3e édition.

4o Verhandeling over den militairen geneeskundigen dienst ; 1822, Utrecht chez Van Schoonhove.

5o Considérations pratiques sur les fièvres intermittentes ; 1825, Amsterdam chez Sulpke.

6o Observations sur la fièvre adynamique ; 1818, Anvers chez Janssens et Van Meerle.

7o Over de rekrutering ; 1824 , Amsterdam chez Van Cleef.

8o Beknopte geschiedenis der koninklyke akademie van schoone kunsten te Antwerpen ; 1824 , Anvers chez Janssens.

9o Over de oogontsteking welke by het nederlandsch leger geheerscht heeft ; 1825 , Hoorn chez Vermanden.

10o Mémoire sur les colonies de bienfaisance de Frederiks-Oord et de Wortel ; 1828 , Bruxelles chez Frank.

11o Von der in den jahren 1824 und 1825 in verschiedenen bezirken Java's herrschenden seuchs ; 1829 , Hambourg chez Perthes et Besser (magasin de littérature médicale étrangère).

12o Over de uitoefening der geneeskunst in de nederlanden ; 1828, Harlem chez la veuve Loosjes (algemeen konst en letterbode).

13o Over de Poolsche vlegt ; 1816 , Rotterdam chez Hendriksen (Hippocrates magasyn).

14o Observations an the use of the datura stramonium in chronic rheumatism , neuralgia , etc. and on an epidemic fever wich prevailed in parts of Holland , in 1826 ; letter to Jeremiah Van Rensselaer , M. D. of New-York , etc. ; 1827 , chez Elam Bliss à New-York.

De l'Imprimerie de E. Delrue.

CONSIDÉRATIONS

SUR LA NATURE ET LE TRAITEMENT

DU

CHOLÉRA-MORBUS,

SUIVIES D'UNE INSTRUCTION

SUR LES PRÉCEPTES

HYGIÉNIQUES CONTRE CETTE MALADIE ;

PAR LE CHEVALIER

J. R. L. DE KERCKHOVE DIT DE KIRCKHOFF,

D. M., ANCIEN MÉDECIN EN CHEF DES HÔPITAUX MILITAIRES, VICE-PRÉSIDENT HONORAIRE DE LA SOCIÉTÉ GRAND-DUCALE DE MINÉRALOGIE D'IÉNA , COMMANDEUR ET CHEVALIER DE PLUSIEURS ORDRES , MEMBRE DE LA PLUPART DES ACADÉMIES ET DES SOCIÉTÉS SAVANTES DE L'EUROPE , MEMBRE HONORAIRE DES ACADÉMIES AMÉRICAINES DES BEAUX-ARTS ET DES SOCIÉTÉS DE MÉDECINE DE NEW-YORCK ET DE PHILADELPHIE, ASSOCIÉ-CORRESPONDANT DE L'INSTITUT D'ALBANY, DU LYCÉE D'HISTOIRE NATURELLE DE NEW-YORCK, DE L'ACADÉMIE DES SCIENCES ET ARTS DE BATAVIA , ETC., MEMBRE DE LA COMMISSION MÉDICALE DE LA PROVINCE D'ANVERS.

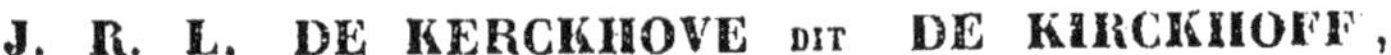

A ANVERS ,

Chez Madame Latour , à la librairie classique ,

Marché aux œufs , N° 619.

1833.

Aux mânes de mon père

Jean François chevalier DE KERCKHOVE,

ancien membre du collége électoral du

département de la Meuse inférieure ,

Modèle de toutes les vertus ;

Hommage à sa philantropie , reconnaissance
éternelle , vénération profonde.

Et

A la mémoire de l'immortel

Baron DE GÖTHE,

président de la société de minéralogie d'Iéna ,

conseiller intime de S. A. R. le grand-duc

souverain de Saxe-Weimar, ministre d'état,
grand'croix de plusieurs ordres, etc. , etc.

Tribut d'admiration et souvenir
d'attachement respectueux,

L'auteur.

Chaque objet qui nous environne, décèle la toute-puissance incompréhensible du créateur. Nous la reconnaissons dans les corps célestes, qui s'équilibrent et se balancent mutuellement : quel arrangement surnaturel ! quel spectacle imposant ! quelle régularité admirable de phénomènes ! Nous la reconnaissons dans l'organisation des animaux : organisation majestueuse ! accord merveilleux dans ce qui se rattache à leur conservation ! harmonie sublime de rapports ! enchaînement impénétrable de résultats permanens ! Nous la reconnaissons dans les corps organisés comme dans les corps inorganiques ; tout se lie, tout se coordonne, tout est dirigé vers une même fin et soumis à des règles immuables : l'ordre le plus parfait règne dans la nature, et cet ordre, véritable émanation de la divinité, paraît exiger qu'elle assigne des bornes à tout ce qui existe dans l'univers. La destruction est le partage de notre être : c'est une loi commune à l'humanité. Les maladies et la guerre semblent être des fléaux destinés à maintenir l'équilibre en décimant le genre humain.

La marche de la civilisation, les progrès faits dans les sciences, auxquels l'art de guérir a participé, la découverte de la vaccine, répandue partout où les lumières ont pénétré, le perfectionnement de l'hygiène, ses lois mieux connues et mieux observées chez la plupart des peuples, l'impulsion qu'a reçue l'industrie comme toutes les branches des connaissances humaines, la cessation des guerres désastreuses qui ont inondé le monde de sang et de larmes, et peut-être aussi la propagation du christianisme, qui défend la polygamie et consacre la morale la plus propre à la conservation et à l'accroissement de la société, voilà des causes qui concourent à augmenter considérablement la population. Celle-ci, dans sa marche progressive, ne pourrait-elle pas dépasser les bornes de ses ressources ? D'après cela on serait presque tenté de croire que le choléra-morbus asiatique, qui a envahi une si vaste portion du globe, est un mal nécessaire. Mais mettons de côté ce raisonnement philosophique, et n'écoutons que la voix de l'humanité. Elle fait un appel aux hommes de l'art de toutes les nations civilisées pour rechercher les moyens de conjurer les ravages de cette maladie, qui semble s'acclimater sous toutes les latitudes, qui laisse tant d'horribles traces dans sa marche, et dont le retour annuel ou les irruptions réitérées à des époques plus ou moins éloignées dans la plupart des lieux où elle a pénétré depuis son origine épidémique au Bengale en 1817, font concevoir de justes craintes qu'elle ne se fixe pour long-temps en Europe comme en Asie, et qu'elle ne se réveille, tous les ans, dans nos climats tempérés. Ces considérations doivent exciter puissamment les médecins à s'appliquer à l'étude de cette cruelle épidémie, à réunir tous leurs efforts pour constater ses causes et pour trouver les moyens capables de la combattre, et à se communiquer par toutes les voies possibles, surtout par celle de la presse, le fruit de leur méditation et le résultat de leurs recherches relativement à ce terrible fléau.

Depuis plusieurs années, j'entretenais une correspondance active avec des médecins habiles, exerçant dans les pays dévastés par le choléra, et je cherchais à recueillir toutes les notions possibles sur cette maladie meurtrière, comme le prouvent plusieurs de mes articles consignés dans les journaux, lorsqu'elle est venue affliger la Belgique, et que j'ai pu en faire une étude plus approfondie.

Ce fut au mois de juillet 1832, peu de temps après son apparition à Bruxelles, à Gand et dans le Hainaut, que le choléra asiatique s'est déclaré à Anvers, malgré le zèle et l'activité déployés par la commission sanitaire de cette ville (a) pour faire observer l'exécution des règles hygiéniques, et malgré toutes les mesures de précaution prises par les autorités municipales, qui ont rivalisé de zèle avec les hommes de l'art pour préserver cette belle et riche cité du fléau qui a jeté l'épouvante et la désolation dans les principales villes européennes. Je ne puis parler de ces autorités sans payer un juste tribut d'éloges à M. Le Grelle, bourgmestre d'Anvers, qui, dans cette circonstance alarmante, a

---

.(a). Cette commission, supprimée le 1 novembre 1832 par suite de la cessation du choléra, se composait de six membres. J'en faisais partie avec MM. les docteurs Vrancken, Baguet, Célarier, Verbert et Gouzée.

montré un dévouement digne d'être offert comme un exemple à imiter. Ce philantrope, dont le nom rappelait déjà tant de bienfaits à la classe indigente, ne s'est pas borné à faire, dans l'exercice de ses fonctions comme premier magistrat, tout ce qui dépendait de lui pour prévenir l'invasion du choléra, et pour assurer les soins nécessaires aux pauvres atteints de la maladie, mais ne se laissant arrêter par aucune idée de danger ni par l'air infect des demeures de la misère, il les a visités journellement en leur prodiguant du secours et de la consolation. Un pareil homme doit être signalé à l'estime et à la reconnaissance publiques.

Le choléra asiatique fait voir que de tous les maux qui troublent le repos de l'humanité, il n'y en a pas sans contredit d'aussi affreux, il n'existe pas de calamité qui mette plus manifestement en évidence la fragilité de notre condition, que la fureur d'une épidémie meurtrière. Mais rien n'est aussi beau que la mission du médecin, lors d'une maladie grave qui tombe sur tout un peuple ! il n'est pas étonnant qu'alors le ministre précieux de la vie humaine, souvent si mal apprécié, soit regardé comme une espèce de Dieu : le riche

le flatte , le pauvre le bénit. C'est principalement en pénétrant dans l'asyle de l'infortuné,
en se consacrant sans intérêt au service
et au soulagement des indigens , dont la situation doit inspirer le plus de sollicitude au
médecin , qu'il trouve une satisfaction, une
jouissance que rien n'égale. La pauvreté a ses
modèles de vertus , dont le spectacle récom-
pense au centuple ceux qui s'approchent d'elle
pour essuyer ses larmes et pour lui donner des
secours. Chez les pauvres , chez ces êtres dé-
daignés , frappés à la fois par les rigueurs de
la fortune et par l'injustice des hommes , il
n'est pas rare de rencontrer au plus haut
point les affections du cœur, la douceur, la
patience et surtout la gratitude. Personne ne
peut en avoir des preuves aussi multipliées
que l'homme de l'art. L'on doit, en effet, se
féliciter d'être médecin dans un moment où une
des plus effroyables maladies sévit de préférence
sur la classe indigente. Quel charme ! quel
bonheur ne goûte pas le médecin-philantrope
en sauvant la vie à de malheureux êtres abandonnés , à des pères de famille qui sont
l'unique soutien de leurs femmes et de leurs
enfans ! tout l'or du monde n'est pas compa-
rable à cela. Ce langage ne peut paraître

exagéré qu'aux hommes auxquels la philantropie est une vertu inconnue , qu'à ces froids
égoïstes qui considèrent le désintéressement
comme une espèce de folie très-rare. Les âmes
vulgaires peuvent croire la tâche du médecin
fatigante , lorsqu'une maladie épidémique
exerce de grands ravages, puisque les secours
de l'homme de l'art, étant sans cesse sollicités,
il ne jouit plus d'aucun repos ; mais quand le
travail, quelque dur qu'il soit, est accompagné
de la satisfaction d'une bonne conscience, on
ne sent pas la fatigue, le fardeau devient léger,
et l'on est plus agile et plus content après
avoir fait une action de bien. J'ai été assez
heureux pour l'éprouver, pendant le temps
que le choléra asiatique a régné à Anvers.
Poussé d'un côté par les devoirs qu'impose
l'humanité et de l'autre par mon amour pour
la science , je me suis dévoué, aussitôt que
l'épidémie s'est manifestée parmi nous , au
soulagement des pauvres qu'elle attaquait ; je
me suis rendu avec empressement, jour et
nuit , auprès de ceux qui ont réclamé mes
soins , et je les ai secourus par tous les moyens
qui étaient en mon pouvoir. Quelques articles
flatteurs , publiés par des feuilles politiques ,
dont assurément l'estime ne m'est pas indiffé-

rente, contribuaient à faire affluer chez moi des pauvres de tous les quartiers et à augmenter cette *clientelle* d'une manière si prodigieuse que je ne pouvais souvent suffire au grand nombre de malades qui demandaient mes soins, et qu'il ne me restait plus un instant pour me reposer, ni le jour ni la nuit. j'ai donc eu à traiter une foule de cholériques et me suis trouvé dans l'occasion la plus favorable d'observer et d'étudier cette maladie, si effrayante par les nombreuses victimes qu'elle frappe.

Le traitement que j'ai suivi m'a donné des résultats très-heureux, et j'ose, en toute sûreté de conscience, le recommander à l'attention des hommes de l'art.

D'après l'idée que je m'étais faite du choléra épidémique des Indes, j'avais déjà, avant son apparition en Europe, conseillé à peu près le même traitement, surtout l'esprit de Mindererus (*acétate d'ammoniaque*) à forte dose, pour provoquer la réaction, à des médecins pratiquant dans les contrées désolées par la maladie. Ils m'ont assuré de l'avoir employé avec beaucoup d'avantage. Lorsque ce fléau est tombé sur Anvers, j'eus la satisfaction de voir la méthode curative que je mettais en usage réussir au-delà de toute espérance. Je me suis empressé de la communiquer à plusieurs praticiens distingués, qui l'ont également suivie avec succès (a) ; et le désir d'être utile à l'humanité souffrante me détermina à la faire connaître au public par une notice insérée, au mois d'août 1832, dans nos feuilles politiques, dans le journal des commissions sanitaires de Paris et dans d'autres journaux étrangers. Cette notice, uniquement destinée à former une esquisse rapide d'un traitement dont je retirais d'excellens effets, fut composée avec une grande précipitation, parceque la circonstance me semblait pressante. Je n'ignorais pas qu'elle eût inspiré plus de confiance si elle avait été appuyée d'observations cliniques ; mais les occupations multipliées que j'avais à cette époque ne me permettaient pas de tracer l'historique des cas que j'avais guéris. Je viens aujourd'hui remplir la lacune que j'ai laissée ; je rapporterai un certain nombre d'observations pratiques que j'ai rédigées avec la plus scrupuleuse exactitude au lit même du malade. Je ne

---

(a) MM. les docteurs Célarier, Lambrechts, membres de la commission médicale de la province d'Anvers, et Joris, l'un de nos plus anciens praticiens, ont été les premiers à l'essayer, d'après mon conseil, lorsque le choléra est venu visiter ces parages.

publierai pas toutes les guérisons que j'ai eu
le bonheur d'obtenir , car cela dépasserait le
vraisemblable ; mais je ne manquerai pas de
citer religieusement tous les cas qui, sous
mon traitement , se sont terminés par la mort
pendant la durée du choléra asiatique à
Anvers. Ceux-ci ne sont qu'au nombre de huit.
Il est facile de vérifier ce fait à l'état civil ,
auquel le médecin est obligé de transmettre
une déclaration de chaque décès , dans
laquelle le genre de maladie doit être relaté.
Je ferai remarquer que, durant cette époque,
il n'y a eu de décédés parmi tous les malades
traités par moi , que les huit cholériques , un
homme affecté de phthisie pulmonaire , un
enfant attaqué de convulsions et une femme
très-âgée, ayant une lésion organique au
cœur. Le lecteur ne doit pas s'étonner que je
descende dans ces détails ; ce sont des précautions que je crois devoir prendre contre
la malveillance et l'incrédulité. Les mêmes
motifs me portent quelquefois à être d'une
minutie qui peut paraître superflue. L'on ne
doit pas non plus mal interpréter mes inten-
tions quand je parle de ma réussite dans le
traitement du choléra, réussite généralement
connue à Anvers ; je n'ai d'autre but que

d'appeler toute l'attention des médecins sur une médication capable de diminuer prodigieusement la mortalité d'une maladie aussi grave, et qui fait couler tant de larmes.

Je ne prétends pas que la méthode curative que je recommande soit infaillible : ce serait une prétention exagérée et ridicule. Il est certain, par exemple, qu'elle ne peut rien contre les attaques de choléra désignées sous le nom d'*attaques foudroyantes*, où la mort arrive subitement ou au bout de quelques heures. Dans ce cas, la médecine est impuissante, parce que l'action vitale a reçu une atteinte tellement profonde que les remèdes ne peuvent agir ni opérer aucun effet. Il est certain, dis-je, qu'elle peut manquer encore dans d'autres cas ; car rien n'est infaillible en médecine : le quinquina même, dont l'efficacité est si évidente et si universellement reconnue dans les fièvres pernicieuses intermittentes, jusqu'à lui faire donner le nom de *spécifique*, ne les guérit pas toujours. Mais suivant mes observations, je pense sincèrement que le traitement que j'ai adopté mérite la préférence sur tous les autres qui ont été indiqués contre le choléra. Si j'ai mal vu, je souhaite d'être éclairé ; point d'indulgence , point de ménagement pour les erreurs dans lesquelles j'ai pu tomber ; j'aime trop le bien pour redouter la critique : l'objet est d'ailleurs d'une trop haute importance pour que je puisse être animé d'une autre ambition que de celle de servir utilement l'humanité souffrante.

Anvers , novembre 1832.

CONSIDÉRATIONS SUR LA NATURE

ET LE TRAITEMENT DU

CHOLÉRA-MORBUS.

L'existence du choléra est fort ancienne; elle est déjà mentionnée par Hippocrate; mais il paraît que la dénomination de Χολέρα en grec, dérivée de Χολή bile et de ῥέω couler, à laquelle les latins ont substitué celle de *cholera-morbus*, ne s'appliquait qu'à la maladie caractérisée par d'abondantes évacuations bilieuses par haut et par bas, et ayant pour cause une sécrétion trop copieuse de la bile.

On admet aujourd'hui deux espèces de choléra-morbus bien distinctes, l'une appelée *choléra bilieux*, connue en Europe depuis une longue suite de siècles, et l'autre à laquelle on a donné, de nos jours, les noms de *choléra asiatique*, *choléra spasmodique* ou *épidémique des Indes*. C'est de cette dernière espèce dont je traiterai principalement. Je lui ai conservé l'épithète d'*asiatique*, quelque inexacte qu'elle soit, parce qu'elle est consacrée par l'usage.

Avant de procéder à la description du choléra-morbus asiatique, je m'arrêterai au choléra-morbus bilieux, afin de pouvoir distinguer d'autant mieux les deux espèces.

CHAPITRE PREMIER.
CHOLÉRA-MORBUS BILIEUX.

§ I.

Symptômes. Cette espèce se caractérise par de fréquens vomissemens et évacuations alvines de nature bilieuse, au lieu que dans le choléra asiatique, dont je parlerai plus loin, il y a ordinairement absence de la bile dans les excrétions.

Dans le choléra bilieux, les vomissemens et les selles, communément précédés de symptômes d'embarras gastrique, comme défaut d'appétit, sentiment de plénitude ou d'ardeur à l'estomac, malaise général, nausées, langue chargée d'un enduit muqueux jaunâtre ou blanchâtre, et qui est le plus souvent rouge à ses bords et à sa pointe, etc. sont accompagnés d'altération de la face, de soif, d'affaissement, de resserrement au centre épigastrique, d'anxiété, de gonflement et de tension du ventre, de douleurs abdominales très-vives, dues aux contractions spasmodiques des intestins, contractions qui se transmettent dans l'état ordinaire aux muscles de l'abdomen, et quelquefois jusqu'aux membres en y provoquant des crampes. Outre ces symptômes il y en a encore d'autres qui se font observer dans cette maladie, tels que respiration difficile et précipitée, raucité de la voix, pouls petit, accéléré et assez souvent inégal, froid glacial des extrémités, défaillance, etc. S'il n'y existe ni vomissemens ni selles, ce qui est extrêmement rare, elle est appelée *choléra sec*. Dans ce cas, l'abdomen est fort gonflé et tendu ; le malade éprouve une anxiété extrême, d'horribles angoisses, et quitte abondamment de vents par haut et par bas.

§. II.

Causes. Le choléra bilieux peut dépendre d'une irritation gastro-intestinale ou simplement d'une duodénite légère, qui, produites par l'usage de substances alimentaires irritantes ou par d'autres causes, se transmettent sympathiquement au foie, et par là augmentent l'excrétion de la bile, qui semble contracter un certain caractère d'âcreté et vient à son tour exaspérer l'irritation de la membrane muqueuse gastro-intestinale. Il peut être aussi la suite d'une irritation idiopathique du foie, causée par l'influence de la chaleur atmosphérique, qui paraît surtout avoir la faculté d'imprimer à la bile un caractère plus âcre et d'en faire naître une effusion trop abondante dans le canal alimentaire. La transition brusque d'une température atmosphérique élevée à une température froide ; les fortes chaleurs et la sécheresse de l'air en été, succédées subitement de pluie ; des jours très-chauds, suivis de nuits fraîches, enfin toutes les causes capables de refouler brusquement l'action vitale vers l'intérieur, ou, pour mieux dire, de supprimer la transpiration pendant que, dans les saisons chaudes, l'organe exhalant est très-activée, favorisent extrêmement le développement de la maladie. J'ai eu occasion de voir une quantité de cas de choléra bilieux à l'armée française dans sa marche sur Moscow, vers la fin de juillet et au commencement d'août 1812, lorsque nous nous sommes arrêtés quelques jours à Wittepsk ; alors nous avions beaucoup à souffrir de violentes chaleurs pendant le jour et d'un froid humide pendant la nuit, en même temps que nous étions en butte à toutes sortes de privations, et que nous n'avions d'autre nourriture que des alimens grossiers.

Le choléra bilieux se montre aussi quelquefois chez les enfans par suite de la dentition, à cause que l'irritation dentaire rétentit sur le tube intestinal et irrite sympathiquement le foie.

Le choléra bilieux peut être épidémique, mais cela arrive fort rarement ; il est d'ordinaire sporadique. Fréquent dans les pays très-chauds, il naît dans nos climats sous l'influence d'excessives chaleurs de l'été. S'il se montre à Anvers, c'est communément pendant les mois d'août et de septembre, époque à laquelle la chaleur atmosphérique se fait le plus sentir dans cette contrée, tandis que les nuits commencent à devenir froides, et qu'il tombe souvent de la pluie par intervalles.

Le choléra bilieux peut déployer une forme très-grave et enlever quelquefois le malade dans les vingt-quatre heures ; mais il est rare que son issue soit fatale, si les remèdes sont promptement employés et le traitement bien dirigé.

§. III.

Traitement. Pour guérir le choléra bilieux, il faut d'abord rechercher attentivement les causes qui l'ont produit. S'il est déterminé par une irritation ou inflammation gastro-intestinale, il faut la combattre. Dans ce cas, l'application de sangsues à l'abdomen et quelquefois une saignée au bras ou au pied chez des sujets vigoureux et sanguins sont très-indiquées ; s'il est le résultat d'une inflammation du foie, portée à un certain degré, il convient d'appliquer des sangsues sur l'organe malade ; s'il provient d'une transpiration arrêtée, il faut tâcher de la rétablir en augmentant l'action de la peau par des bains chauds et l'usage interne des sudorifiques, parmi lesquels l'esprit de Mindererus et une forte infusion de fleurs ou rob de sureau tiennent le premier rang. Dans ce dernier cas, on obtient souvent beaucoup de succès de l'usage d'une infusion tiède de fleurs de camomile, de feuilles ou de fleurs d'oranger, de fleurs de tilleuls, de feuilles de mélisse ou de thé ordinaire, et surtout quand on y ajoute quelques gros d'esprit de Mindererus. Après avoir eu recours à ces moyens simples, j'ai vu plusieurs fois le malade gagner une forte transpiration, tomber dans le sommeil, ce qui est, comme on sait, d'un pronostic avantageux, et se guérir avec une promptitude étonnante.

Lorsque la maladie était sous la seule dépendance d'une transpiration supprimée, j'ai quelquefois employé favorablement la poudre sudorifique de Dower, et même quelques grains de tartre émétique, que je prescrivais dans l'intention d'évacuer l'excès de bile, de porter à la peau, de déterminer une irritation d'une autre nature sur le canal alimentaire et de dériver l'irritation du foie. Comme dérivatif, j'ai quelquefois également employé avec succès l'ipécacuanha seul. L'ipécacuanha est plus convenable que le tartre émétique quand on ne veut exciter que l'estomac, sur lequel il agit spécialement. Mais en administrant la poudre de Dower, le tartre émétique ou l'ipécacuanha, il faut qu'il n'y ait aucun obstacle du côté de l'inflammation ; car ces médicamens sont contre-indiqués, lorsque la

maladie est l'œuvre d'une inflammation gastro-intestinale, et ne peuvent convenir que dans le cas où elle
résulte d'une légère inflammation idiopatique du foie.

Si la maladie est due à la dentition, on retire souvent
un bon effet de l'application de quelques sangsues aux
apophyses mastoïdes chez les enfans d'une constitution robuste et sanguine.

Mais dans tous les cas, il faut soumettre le malade
à une diète absolue ; l'envelopper chaudement ;
éviter soigneusement tout ce qui peut le refroidir ; lui
donner une boisson mucilagineuse, comme l'eau d'orge,
de riz ou de sagou ; lui couvrir le ventre d'un large
cataplasme chaud de farine de lin, de feuilles de
mauve ou de bouillon blanc, auxquelles on peut réunir,
dans le but d'assoupir la douleur abdominale, des
feuilles de stramoine, de belladone ou de jusquiame ;
des bains de pieds irritans et très-chauds, ou mieux
encore l'application de sinapismes ou d'autres vésicans
sur des parties éloignées du siège de la maladie,
surtout celle de cataplasmes de farine de lin très-
chauds et sinapisés aux extrémités inférieures, sont
des moyens très-recommandables pour déplacer l'irritation ; des frictions sèches, alcoholiques, camphrées
ou ammoniacales, exercées avec un morceau de flanelle,
fortement chauffé, sur les membres et la colonne vertébrale, s'il y a grand affaissement et froid des extrémités.
Dans ce dernier cas, il faut envelopper le malade de
couvertures de laine et l'entourer de cruchons d'eau
chaude, ou bien de sacs de son ou de sable chauds
dans le dessein de ramener la chaleur.

Après avoir suffisamment combattu l'inflammation

et attaqué par des moyens convenables la cause prochaine de la maladie, il est reconnu et l'expérience a constaté que l'usage interne de l'opium, réuni aux mucilagineux, et secondé par des lavemens d'amidon ou de salep avec quelques gouttes de *laudanum liquide de sydenham,* mérite une grande confiance ; et même, il faut y recourir sans retard, lorsque les douleurs abdominales sont fortes et que les forces du malade sont épuisées. Si cet épuisement, qui s'annonce par l'affaissement, par la chute du pouls et par le froid des extrémités, est considérable, il convient de mêler à l'opium d'autres excitans, tels que l'éther, le camphre, le carbonate d'ammoniaque, etc., administrés dans l'une ou l'autre eau ou infusion aromatiques, à laquelle on ajoute de la gomme arabique ou de la gomme adragant, afin d'empêcher la trop prompte impression stimulante sur la membrane muqueuse. Mais je ferai remarquer qu'il faut donner l'opium à hautes doses, et ne pas l'abandonner trop tôt. Les préparations de ce médicament que j'ai toujours préférées en pareille circonstance sont le laudanum de sydenham et l'extrait aqueux.

Lors de la convalescence, il est essentiel de ménager soigneusement l'estomac et de ne pas l'irriter par des choses fortes ou indigestes ; il faut un régime alimentaire doux, de facile digestion et légèrement fortifiant. Les alimens les plus convenables sont d'abord le lait, le bouillon de veau ou de poulet, les farineux, ainsi que le sagou, le riz, l'arrow-root, la fécule de pomme de terre, le salep, etc. ; ensuite les œufs, la gelée de veau, les viandes blanches, et peu à peu on augmente l'alimentation, et l'on se prend de manière à ramener insensiblement aux habitudes ordinaires. L'irritabilité des intestins exige beaucoup de prudence, et voilà pourquoi il faut prendre la nourriture en faible quantité et à des reprises fréquentes, afin de ne pas surcharger l'estomac et de se préserver des rechutes.

Dès que le malade est entré en convalescence, on peut lui permettre l'usage modéré d'un vin généreux, et principalement s'il a été habitué à cette boisson avant la maladie. Il est bon de commencer d'abord par lui laisser prendre un peu de vin de muscat ou de l'eau rougie de vin de Bordeaux. Si la faiblesse est très-grande, on doit chercher à relever les forces par des amers ou autres toniques permanens.

Indépendamment des précautions que je viens de recommander, la convalescence en réclame encore d'autres, celles de ne pas s'exposer trop tôt à l'air et d'éviter les grandes chaleurs, les vicissitudes atmosphériques, le refroidissement, les fortes émotions de l'âme, les plaisirs vénériens, les fatigues et tout ce qui peut affaiblir ou troubler l'organisme.

CHAPITRE DEUXIÈME.

CHOLÉRA-MORBUS ASIATIQUE.

§. I.

Symptômes. Le choléra asiatique est très-irrégulier dans sa marche, ce qui rend difficile, pour ne pas dire impossible, d'en donner une description exacte, de le diviser en périodes et d'assigner à chaque période des signes pathognomiques. Rien n'est stable

dans cette maladie ; son caractère est tellement sujet
à varier que non-seulement on observe dans un endroit
la prédominance de tel ou tel symptôme, qui n'existe
pas dans d'autres, mais souvent dans la même ville,
cette variété se montre d'un quartier à l'autre. Toutefois je rapporterai ses symptômes comme je les ai
observés, et je conserverai sa division en périodes, que
j'établirai comme je le crois le plus convenable.

La maladie peut se montrer dans toute sa forme et
dans toute sa gravité, subitement et sans que le malade
ait préalablement éprouvé le moindre malaise ou
dérangement quelconque ; cependant il signale le plus
souvent son début par des symptômes précurseurs :
tantôt la tête est affectée primitivement, tantôt l'estomac, tantôt ces deux parties à la fois. J'ai vu des
cas où la maladie s'annonçait par une affection cérébrale, par des étourdissemens, maux de tête,
trouble ou obscurcissement dans la vision, bourdonnemens d'oreille, etc. J'en ai vu d'autres où il n'y
avait aucun de ces phénomènes, mais où le malade
éprouvait d'abord un sentiment de plénitude, de
défaillance ou d'ardeur dans l'estomac ; une espèce
de resserrement à l'épigastre ; des nausées, des borborygmes, une tension du ventre plus ou moins prononcée ; une sensation de malaise dans l'abdomen, laquelle
il disait ne pouvoir expliquer, ou bien au lieu de
ce malaise, des tranchées plus ou moins douloureuses,
surtout vers le nombril ; une disposition à la diarrhée
ou des selles liquides plus ou moins fréquentes, qui
étaient souvent bilieuses ; etc. J'en ai vu quelques-uns où
il existait primitivement une réunion de phénomènes

d'affection du cerveau et de l'estomac. Mais j'ai le plus fréquemment observé que le cerveau était l'organe qui semblait avoir reçu la première atteinte.

Au début de la maladie, le pouls devient fréquent, petit et faible, quelquefois serré, quelquefois irrégulier; d'autres fois il arrive qu'il se ralentit, et d'autres fois il ne subit aucun changement que dans l'instant où elle éclate. Pendant l'épidémie cholérique qui a régné à Anvers, j'ai rencontré différens cas où le pouls était devenu lent dans le premier moment de la maladie. J'ai observé deux cas où la lenteur du pouls et un malaise indéterminé précédaient seuls l'invasion. Les médecins qui prétendent qu'à cette époque le pouls est toujours accéléré sont dans l'erreur. Je ne suis pas le seul qui ait remarqué le contraire. M. le docteur Baguet, chirurgien habile et expérimenté, chargé de la direction de la maison de quarantaine d'Anvers, où un certain nombre de cas de choléra se sont déclarés, qu'il a vus à leur naissance, m'a assuré d'avoir fait plusieurs fois la même remarque. Cette lenteur dans le pouls au début de la maladie n'a-t-elle existé qu'en cette ville ? C'est possible; car le choléra n'a pas partout les mêmes formes. Mais j'ai constamment observé une accélération du pouls dans l'affection qu'on est convenu d'appeler *cholérine*, qu'il ne faut pas confondre avec le choléra.

Les symptômes précurseurs dont je viens de parler, accompagnés ordinairement d'un sentiment de malaise vague, d'une soif plus ou moins sensible, de la diminution ou de la perte d'appétit, et dans quelques cas d'un léger tremblement, sont susceptibles de se présenter plus ou moins réunis et quelquefois isolés;

ils peuvent durer quelques heures et même quelques jours avant que la maladie ne se développe et ne montre ses phénomènes caractéristiques , indispensables pour la reconnaître et la qualifier.

A la suite des symptômes précurseurs arrive la *première période* ou *période d'invasion* , à laquelle je rapporterai les symptômes suivans, en faisant remarquer qu'ils n'existent pas toujours tous à la fois , et que la maladie est susceptible de varier dans ses formes et dans ses degrés de violence : ordinairement la figure se décompose, perd son expression naturelle et devient pâle , les traits se retirent à mesure que la maladie se développe , les yeux s'affaissent et la face annonce une espèce d'anxiété comprimée et porte l'empreinte de la nature du mal à un tel point que déjà le praticien habitué à voir des cholériques ne peut s'y tromper ; la peau devient bientôt d'une pâleur mortelle, sa chaleur diminue et finit par disparaître en raison des progrès du mal : la peau est d'ordinaire moite, quelquefois sèche , quelquefois saisie d'un spasme comme à l'apparition de l'accès de froid d'une fièvre intermittente, ce qui donne au malade une sorte d'horripilation ou mouvement fébrile ; le pouls tombe et s'affaiblit de plus en plus sous l'influence du développement de la maladie , et en proportion de sa chute la pâleur de la peau augmente ; la langue n'offre d'autre changement que d'être souvent blanchâtre , surtout au milieu : très-rarement, je l'ai trouvée rouge à ses bords et à sa pointe, ce que plusieurs médecins-écrivains ont signalé comme un des phénomènes ordinaires à cette époque ; le malade s'affaisse ; il éprouve une sécheresse à l'arrière-bouche, de l'anorexie, de la soif, de l'anxiété, un sentiment d'ardeur et de barre à l'épigastre, ou bien une sensation de défaillance dans l'estomac ; de fortes envies de vomir ; un mouvement extraordinaire dans le ventre, qui est souvent plus ou moins tendu et gonflé, quelquefois retiré vers le dos ; des coliques , mais remarquons qu'il y a des cas sans aucune douleur abdominale dans tout le cours de la maladie , et cette absence de la douleur abdominale peut tenir à l'extinction de la sensibilité et indiquer l'extrême gravité de la maladie ; les excrétions de l'urine et de la bile cessent (a) ; la voix s'affaiblit ; des déjections par haut et par bas ont lieu et font accroître la faiblesse du malade ; ses mains tremblent ; il chancelle comme un homme pris de boisson et ne peut plus se tenir debout. Il rend en premier lieu les alimens que peut contenir l'estomac, ce qui n'arrive pourtant pas toujours, car on rencontre quelquefois à l'autopsie cadavérique des alimens non-digérés dans ce viscère ; souvent observe-t-on qu'il rejette de la bile par le premier vomissement ; ensuite il vomit des matières séreuses, insipides, inodores, pâles et troubles, semblables à

(a) Les recherches nécroscopiques prouvent que la sécrétion urinaire se supprime complétement. Chez les cholériques qui périssent avant la réaction , on trouve presque toujours la vessie fortement contractée et tout-à-fait vide , ou bien ne renfermant qu'un peu de matière séreuse et blanchâtre. Mais elle contient de l'urine chez ceux qui meurent pendant la réaction. Il ne paraît pas en être de même de la sécrétion de la bile ; car dans la plupart des cas, on trouve à l'autopsie cadavérique , la vésicule du fiel remplie d'une bile verte et noirâtre , et si celle-ci ne coule pas dans le canal alimentaire , cela semble provenir du rétrécissement ou contraction spasmodique du conduit cholédoque , rétrécissement que l'on observe à l'ouverture des cadavres des cholériques.

une décoction d'avoine ou de riz, quelquefois grumelées ; dans quelques cas, elles sont aigres, verdâtres, analogues à une infusion foncée de thé et mêlées de glaires ; dans d'autres cas, qui cependant sont très-rares, elles sont jaune-verdâtres et bilieuses. J'ai vu un cholérique gravement affecté, chez lequel elles étaient sanguinolentes et d'une couleur noirâtre. Les évacuations alvines offrent la plus grande analogie avec les matières expulsées par le vomissement, sauf que les premières, lors de l'entier développement de la maladie, sont ordinairement d'une blancheur plus prononcée, ressemblant souvent à un lait de chaux, et se montrant dans des cas peu fréquens mêlées de sang (a) ; cependant cette dernière remarque peut rencontrer des exceptions qui pourraient faire croire que ce phénomène existe dans beaucoup de cas : M. le docteur Gouzée, médecin en chef des troupes belges à Anvers, homme plein de mérite et de probité, m'a dit avoir observé les selles sanguinolentes chez un grand nombre de cholériques parmi ceux qui sont entrés dans un état très-grave à l'hôpital militaire de cette ville.

Les vomissemens peuvent se montrer sans selles, comme ces dernières sans vomissemens. Dans nos climats tempérés, les premiers ne se sont pas présentés aussi constamment ; néanmoins on a vu des cholériques chez lesquels il y avait absence complète de selles. Dans les régions équatoriales, on a remarqué que communément les vomissemens précédaient les évacuations alvines. L'in-

---

(a) A l'ouverture cadavérique, on trouve dans le canal alimentaire, des matières semblables à celles qui ont été rejetées par le malade.

verse paraît s'être fait généralement observer en Belgique.
J'ai traité à Anvers plusieurs cholériques chez lesquels
les déjections par haut et par bas sont arrivées simultane-
ment. Au reste les vomissemens peuvent prédominer dans
une contrée et les selles dans une autre, et changer
chaque fois que l'épidémie renaît. Il n'y a rien de constant
par rapport à ce phénomème, subordonné aux saisons,
à la constitution atmosphérique, à la manière de vivre,
à la qualité des alimens et à plusieurs autres causes trop
longues à énumérer, et auxquelles un peuple est soumis.

Lorsque les vomissemens et les selles manquent tous
deux, la maladie prend le nom de *choléra sec*, porte
un caractère éminemment grave et fait souffrir au malade les plus grandes angoisses. Cette forme est rare, mais
moins rare dans le choléra asiatique que dans le choléra
bilieux.

Aux phénomènes précités se joignent des crampes,
qui surviennent souvent quelques heures après l'invasion
de la maladie, quelquefois plus tôt, quelquefois
plus tard. J'ai vu deux cas où elles ont précédé tous
les autres symptômes. Elles commencent ordinairement
dans les doigts et les orteils, se propagent aux bras, aux
mollets, aux cuisses, au bas-ventre, dont elles
augmentent les douleurs, et vont même jusqu'à
envahir les muscles du dos et de la poitrine, en
multipliant les souffrances, en suscitant des maux
dans les lombes et le dos, en faisant naître le hocquet
et de pénibles oppressions. Quelquefois elles commencent
premièrement dans le ventre et puis s'étendent aux
membres. Cependant elles ne constituent pas un
symptôme constant de la maladie ; elles manquent

souvent dans les cas les plus graves , où le principe vital a été foudroyé.

Les crampes se font observer plus fréquemment et avec plus de violence chez les individus d'un âge peu avancé que chez les vieillards. Ceux d'une constitution forte , musculeuse et sanguine y sont beaucoup plus sujets que ceux d'une constitution faible et lymphatique. Elles sont rares chez les personnes dont la sensibilité est très-épuisée.

On ne saurait déterminer la durée de la première période ; elle dépend de l'intensité et de la marche plus ou moins rapide de la maladie. Celle-ci arrive, dans quelques cas , tout-à-coup avec les symptômes qui caractérisent la *seconde période*, appelée également *période d'asphyxie*, *période algide* et *période de cyanose*.

Dans la seconde période, la maladie est parvenue à son entier développement ; il y a exaspération des symptômes ; l'affaissement est considérable ; ordinairement le malade est tourmenté , tour-à-tour, par les douleurs abdominales, les crampes, les déjections et la soif (il éprouve surtout un vif désir de boire de l'eau froide) ; les extrémités, la tête et la langue contractent un froid glacial , et de ce froid glacial provient le nom de *période algide* ; il ressent des angoisses et une sensation d'ardeur au centre épigastrique, laquelle va quelquefois jusqu'à lui faire dire qu'un feu interne le dévore , pendant que l'extérieur du corps est glacé ; il s'agitte , se jette à droite et à gauche dans son lit, cherche à sortir ses bras et à se débarrasser de ses couvertures, en témoignant une anxiété extrême ; il soupire , il gémit, ses souffrances lui arrachent souvent

des cris ; il survient une exaltation de contractilité
dans le système musculaire, les muscles se resserrent,
et de ce resserrement résulte de suite l'apparence d'une
grande maigreur ; les traits de la figure sont profonde-
ment altérés, les joues contractées, les yeux abattus,
ternes, enfoncés dans les orbites et entourés d'un cercle
de couleur plombée ou violacée, il n'est pas rare de
trouver la pupille dilatée et la conjonctive injectée : la
face grippée du malade est souvent d'un aspect hideux
et effrayant et offre un caractère cholérique tellement
distinct qu'à elle seule on peut reconnaître la présence
de la maladie ; la voix est affaissée et rauque ; la bouche
sèche malgré l'humidité de la langue ; cette dernière
est d'un blanc cendré et embarrassée ; la respiration
gênée, profonde et brusque, accompagnée d'inspirations
entrecoupées et dans quelques cas suffocative au point
que le malade est menacé d'étouffer ; l'air expiré est
froid ; la circulation extrêmement ralentie, et à cause
de l'excessif affaiblissement du cœur, le sang n'est
plus poussé aux extrémités, le pouls devient imperceptible, ou bien il n'en reste qu'un très-faible sentiment :
il est, dans beaucoup de cas, tellement absent qu'on
ne le sent plus aux artères carotides et crurales, et dans
l'état avancé de la maladie, on ne distingue même
plus les battemens du cœur ; le sang ne subissant plus
dans le poumon ni à la surface cutanée les altérations
chimiques nécessaires pour le transformer en sang
artériel, il se carbonise avec excès, contracte une
couleur noire, s'épaissit, devient d'une consistance
huileuse, et ne coule pas lorsqu'on ouvre un vaisseau,
ou bien il n'en sort que très-peu ; il s'accumule dans

les grandes cavités : cette accumulation occasionne les anxiétés et le dérangement dans la respiration , et l'afflux du sang vers le cœur donne lieu aux douleurs que le cholérique ressent à la région de cet organe , et dont la durée se prolonge quelquefois après la maladie (a) ; la pâleur, qui de la face se répand sur toute la surface du corps , est suivie d'une teinte bleuâtre , violacée ou livide, due à la stagnation et à la carbonisation du sang; teinte qui se fait premièrement remarquer aux lèvres et aux ongles , et après avoir gagné la tête , elle envahit les extrémités supérieures et inférieures , puis le tronc , où elle se fait apercevoir moins fréquemment. Elle a fait adopter la dénomination de *période de cyanose.* La peau de la paume des mains , qui conserve sa blancheur, est froncée et comme ayant été soumise à la macération ; le même phénomène se fait observer à la plante des pieds; l'excrétion de la salive se supprime comme celles de l'urine et de la bile. Il est à remarquer que , malgré la gravité de sa position , le malade ne semble pas sentir le danger qui le menace , du moins il est fort rare qu'il en témoigne de l'inquiétude , quand même le choléra lui aurait inspiré auparavant la plus grande frayeur. J'ai vu plusieurs cholériques, parvenus à cette époque de la maladie , être étonnés des moyens que l'on employait auprès d'eux , prétendant que leur mal n'était

---

(a) C'est par l'accumulation du sang dans les grandes cavités que chez les cholériques le ventre et la poitrine conservent souvent leur chaleur plusieurs heures après la mort , et qu'à l'ouverture cadavérique , on trouve ordinairement le foie , la rate , le poumon et le cerveau chargés de sang et beaucoup de sang coagulé dans le cœur et les gros vaisseaux , qui sont souvent considérablement élargis.

qu'une indigestion, un excès de bile ou un simple refroidissement.

Lorsque le malade est épuisé par les vomissemens, les selles et les douleurs, il tombe dans une espèce d'assoupissement, ayant ordinairement les yeux entre-ouverts et n'en montrant que le blanc ; les crampes, les évacuations et les coliques cessent : alors il se croit mieux, les assistans et les médecins mêmes qui n'ont pas vu des cholériques, partagent cette opinion, d'autant plus que ses facultés intellectuelles paraissent intègres ; mais hélas ! c'est le plus souvent l'avant-coureur de la mort qui n'est pas éloignée, et qui est presque toujours précédée par la cessation des évacuations et des souffrances. Il jouit communément de sa raison jusqu'à l'approche de sa fin.

Dans cette seconde période, où le malade peut succomber d'un instant à l'autre, et qui peut durer aussi pendant un, deux et trois jours, il n'est pas rare de le voir tourmenté du hocquet ; il survient quelquefois de forts bourdonnemens d'oreille, de la surdité, des hallucinations de la vue, des amauroses, etc. Lorsque la fin approche, une sueur froide et visqueuse, appelée *sueur d'expression*, couvre le corps dans un grand nombre de cas ; le malade est quelquefois dans une agitation extrême et dans une horrible agonie ; mais ordinairement il est tranquille, tout-à-fait affaissé et ne souffre plus ; il tombe dans une profonde léthargie, sa respiration est suspirieuse, ralentie considérablement et devient de plus en plus difficile, et c'est dans un état apoplectique qu'il rend le dernier soupir.

On ne saurait dire rien de positif ni sur la durée de

la maladie ni sur l'époque du terme fatal ; quelquefois le choléra procède avec une telle force qu'il frappe comme la foudre , le principe vital est anéanti tout-à-coup et le malade expire immédiatement. Il n'est pas rare que les attaques très-violentes enlèvent le malade dans la première heure ou quelques heures après l'invasion. Selon les déclarations faites à la commission sanitaire d'Anvers , il paraît que la mort est survenue le plus souvent du premier au troisième jour de la maladie.

Le choléra asiatique ne paraît pouvoir se terminer favorablement que par la réaction. Lorsque la vitalité n'a pas été trop détruite par l'effet de la cause morbifique, l'art de guérir a la faculté de la provoquer , et même dans quelques cas , surtout s'ils sont peu graves , les efforts seuls de la nature peuvent remporter cette victoire sur la maladie. J'ai vu , pendant l'épidémie cholérique à Anvers , un ouvrier , âgé d'environ quarante ans , et un enfant , âgé de trois ans , tous deux assez gravement atteints du choléra et à peine couverts dans leurs lits , gagner la réaction et se rétablir promptement sans avoir voulu employer d'autres moyens que la diète et du lait mêlé d'eau en boisson. Cependant il serait fort imprudent de se fier uniquement aux efforts de la nature , même dans les cas qui se présentent sous une forme légère.

Mais n'allez pas croire que, quand la réaction existe, le malade soit sauvé ; il peut se former des congestions pulmonaires , cérébrales, etc., lesquelles conduisent très-souvent à la mort en causant la suffocation et l'apoplexie ; il peut se former aussi des inflammations viscérales , d'où peuvent résulter le typhus et d'autres accidens dangereux (a). Si la réaction s'opère dans les cas graves, elle donne souvent naissance à des fièvres typhoïdes, surtout quand on n'a pas soin de la modérer et de la contenir. J'ai vu à Anvers deux cas où elle s'est faite par des fièvres intermittentes soporeuses. Elle peut aussi déterminer des inflammations viscérales qui, passant à l'état de chronicité, mênent quelquefois le malade lentement au tombeau, après avoir fait naître l'hydropisie, la fièvre lente ou la phthisie pulmonaire, ou bien elles laissent subsister chez lui, longtemps après la guérison du choléra, plusieurs accidens non-mortels , tels que cardialgie, hématurie, strangurie, paralysie du col de la vessie, diarrhée ou constipation opiniâtre , sensation douloureuse dans le bas-ventre , douleur sourde au cœur , maux de tête , etc. Quelquefois le choléra traîne à sa suite des douleurs dans les membres, surtout dans les articulations et simulant le rhumatisme ; des dérangemens dans la vision , des amblyopies , des aliénations mentales, des écoulemens d'oreille, la surdité , etc. ; accidens qui persistent quelquefois avec opiniâtreté. Dans d'autres cas aussi , mais qui sont rares, l'épuisement des forces est tel que le

(a) L'autopsie cadavérique fait voir des traces de ces inflammations, comme des rougeurs à la membrane muqueuse gastro-intestinale , qui sont tantôt foncées et tantôt approchant du violet ou du brun ; un certain ramolissement ou l'induration de cette membrane ; des points gangreneux et des ulcérations dans le tube digestif ; des rougeurs et quelquefois dégénérescence à la vessie et aux reins , des indurations et des abcès au foie; des inflammations et des abcès aux poumons, qui, dans quelques cas, sont carnifiés en partie ; des rougeurs aux membranes du cerveau et de la moelle épinière ; le ramolissement de la substance cérébrale; etc.

malade ne peut les regagner, qu'il devient directement la victime de cet épuisement, ou bien prédisposé par sa faiblesse à contracter des maladies, il périt bientôt, ne résistant même plus à aucune affection morbifique.

§. II.

Pronostic. Après avoir parlé des symptômes du choléra asiatique, il importe d'examiner quels indices peut en tirer le médecin pour former son jugement sur l'issue de la maladie. Il est inutile de dire que le degré de gravité doit spécialement le guider. Les vieillards, les personnes maladives, celles d'une constitution usée, celles qui s'adonnent aux excès de table ou à l'ivrognerie, celles qui sont débilitées par la misère, par l'incontinence ou par toute autre cause, offrent le moins de chances de guérison. Le danger n'est pas aussi grand chez les enfans que chez les adultes, parce que chez les premiers la réaction se fait beaucoup plus aisément. J'ai remarqué que les individus d'une constitution sèche et maigre sont moins sujets à succomber que ceux d'une constitution pléthorique, probablement par rapport à la prédisposition plus grande chez les derniers à contracter les congestions viscérales, qui constituent une cause fréquente de la mort. Ce sont incontestablement les congestions au cerveau qui enlèvent le plus de cholériques. Aussi trouve-t-on presque constamment, à l'autopsie cadavérique, les vaisseaux de cet organe et de la moelle épinière extrêmement injectés de sang noir, et quelquefois même du sang épanché entre les méninges.

Le danger est imminent lorsque dans la seconde période une réaction franche ne vient pas au secours du malade ; lorqu'au lieu d'une réaction salutaire, il survient une sueur froide et visqueuse, ou bien qu'il ne s'établit qu'une chaleur fébrile, accompagnée de symptômes typhoïdes avec un pouls petit et déprimé ; lorsque pendant la réaction le malade tombe dans un état d'indolence comateuse, enfin le hocquet, les hallucinations, la stupeur et l'assoupissement, quand il n'est pas produit par l'usage de quelque narcotique, sont des symptômes très-sinistres.

Le pronostic est favorable si les forces vitales reprennent leur essor, si la chaleur renaît à la peau, si la réaction s'opère universellement et que la transpiration se montre ; si les crampes et les vomissemens disparaissent ou sont moins fréquens en même temps que le pouls se relève, et que les traits de la physionomie, sur l'expression de laquelle on peut si bien mesurer le danger, sont moins altérés et plus naturels ; si les excrétions de l'urine et de la bile se rétablissent ; si les déjections changent de couleur, deviennent brunâtres, verdâtres ou jaunâtres et contractent de la puanteur ; mais il ne faut pas confondre ces déjections avec celles de la couleur de chocolat, qui sont de mauvais augure. Toutefois il ne faut pas concevoir grande espérance de guérison du rétablissement seul de la sécrétion de l'urine ni de l'apparition seule de la bile dans les excrétions cholériques. J'ai vu la maladie se terminer par la mort tandis que l'excrétion urinaire avait reparu, et que les évacuations alvines étaient devenues jaunâtres, bilieuses et d'une odeur fétide. Il ne faut pas fonder le moindre espoir de guérison sur la cessation des crampes et des vomissemens si le froid du corps, l'absence ou la faiblesse du pouls et l'altération de la figure continuent à exister.

J'ai observé plusieurs cas où le corps se couvrait, pendant la réaction, d'une espèce d'éruption morbilleuse, et qui tous se sont promptement rétablis; de sorte que je regarde comme un signe favorable cette éruption, qui sans doute exerce une action dérivative, provoque le retour du sang dans les vaisseaux capillaires de la surface du corps et détourne l'irritation des organes essentiels à la vie. M. le docteur Gouzée m'a raconté d'avoir eu à traiter deux cas, terminés avantageusement par une rougeur scarlatineuse.

Le médecin doit établir son pronostic avec beaucoup de réserve et ne pas oublier que les apparences d'amélioration dans le choléra sont souvent perfides. Quelquefois le malade paraît tellement amélioré que déjà on le croit convalescent, lorsqu'au troisième ou quatrième jour de la maladie survient une fièvre typhoïde ou bien une affection cérébrale, qui ne se signale que par un simple état soporeux, et il est bientôt enlevé au grand étonnement des personnes qui l'entourent.

§. III.

Lorsque le choléra règne épidémiquement, il peut imprimer son caractère aux autres maladies naissant dans les mêmes contrées, ce qui peut induire en erreur le praticien non-habitué à voir des cholériques, en lui faisant regarder comme choléra des affections souvent insignifiantes , et qui n'ont rien de commun avec cette terrible maladie que la similitude de quelques symptômes. J'ai observé , au mois d'août 1832 , quelques cas de fièvres intermittentes où , pendant le paroxysme , le malade avait la figure grippée, la voix éteinte et était tourmenté de coliques , de spasmes dans les membres, de vomissemens et de selles liquides, analogues à une décoction de gruau , etc. ; cas qui ont été guéris par le sulfate de quinine.

Je ferai ici une autre remarque, mais moins importante , c'est que les personnes sur lesquelles le choléra tombe, si elles n'y succombent pas, sont plus disposées à être affectées d'autres maladies. On a observé à Anvers , où les fièvres intermittentes sont endémiques pendant le printemps et l'automne, que, dans les mois de septembre et d'octobre , elles sont souvent survenues à la suite du choléra , notamment lors de la convalescence.

§ IV.

Causes. Quelle peut être la cause déterminante de cette maladie qui est venue fondre sur nous , qui ne respecte ni pays ni climat, ni sexe ni âge , ni tempérament ni constitution? Ici, tout est obscurité , confusion et doute. Déjà dans un de mes articles , inséré dans la livraison d'avril 1826 de la *Revue encyclopédique* (p. 113 et suivantes), dont je fus un des collaborateurs, j'ai consigné quelques réflexions sur le choléra-morbus qui a commencé, en 1817 , à exercer ses ravages au Bengale et quelques années plus tard dans l'île de Java ; j'ai soutenu qu'il ne décélait aucun virus quelconque , qu'il n'était pas contagieux, c'est-à-dire transmissible d'un individu atteint de la maladie à un individu sain, et que les faits rapportés par les médecins-contagionistes pour prouver le contraire, étaient non-seulement fort peu concluans, mais me confirmaient même davantage dans mon opinion. Plusieurs médecins instruits, établis dans les possessions asiatiques des Pays-Bas, et qui ont eu occasion de voir et d'étudier le choléra épidémique, dès son apparition dans les Indes orientales, m'ont assuré qu'ils la partageaient entièrement. Le plus grand nombre de médecins européens qui ont observé cette maladie sont aujourd'hui d'accord qu'elle n'est pas d'un caractère contagieux. L'on ne peut, en effet, raisonnablement en attribuer la naissance et le développement qu'à des causes externes, qu'à l'influence de qualités particulières de l'atmosphère. Les argumens se présentent en foule à l'appui de cette idée.

Pour bien les établir, il faut jeter premièrement un coup d'œil sur l'origine de la maladie. De mémoire d'homme, elle ne s'est manifestée dans l'Inde sous forme épidémique que depuis 1817. Il est vrai qu'elle était endémique, avant cette époque, dans les parties inférieures de l'Indostan et dans diverses autres contrées de l'Inde; mais elle s'y montrait à la fin de l'été et pendant l'automne, et disparaissait à l'entrée de la saison froide, qui, comme on sait, commence avec le mois de novembre et dure jusqu'à la fin de février.

Suivant les renseignemens qui m'ont été fournis par des médecins exerçant au Bengale et dans les endroits où le choléra a commencé à paraître sous la forme épidémique, il éclata sous cette forme, au mois d'août 1817, presqu'au même moment à Jessore, dans le Bahar , dans le Dinapore , à Daca , à Calcutta et dans plusieurs autres lieux situés sur le Gange , et peu de temps après dans les districts de Silhes et d'Islamabad , etc. ; et, pour le dire en passant, il se jetait là de préférence , comme partout où il a pénétré depuis , sur les personnes mal nourries , mal vêtues , mal logées , et surtout quand elles se livraient à la boisson , ou bien qu'elles étaient soumises à de fortes fatigues corporelles. Comment concevoir qu'une maladie contagieuse puisse se déclarer en même temps dans plusieurs endroits , si éloignés les uns des autres , et attaquer un grand nombre de personnes à la fois ? Comment admettre qu'un virus quelconque puisse être transporté avec tant de promptitude à quelques centaines de lieues de distance ? Tout le monde connaît la marche du choléra depuis les bords du Gange jusqu'à nous , marche décrite par tant d'écrivains , et qu'il serait fasditieux de détailler ici. Est-il possible de concilier la contagion avec la célérité de la maladie à se montrer sur une si énorme étendue du globe , malgré tous les obstacles qu'on lui a opposés ? Toutes les mesures de précaution prises en Asie comme en Europe contre la propagation de ce fléau n'ont pas eu la moindre influence sur sa course. A-t-on remarqué que , dans sa marche, il a envahi plutôt des villes populeuses , où les communications sont multipliées et fréquentes, que des villes dont la population est faible ? Non certes. A-t-on remarqué que les médecins , les ecclésiastiques et les garde-malades ont été plus sujets à la gagner que les autres personnes ? Non sans doute.

N'a-t-on pas vu souvent dans des ménages nombreux un seul individu contracter la maladie et les autres en rester exempts ? Plusieurs fois on a observé qu'au milieu dé ses plus horribles ravages, elle a disparu tout-à-coup, et d'autres fois quand on l'a crue éteinte, elle a reparu inopinément avec une activité plus acharnée qu'auparavant. Sa subite disparition et son retour brusque ne parlent-ils pas contre la contagion ? On ne saurait expliquer qu'une maladie contagieuse cesse soudainement et revienne quelque temps après en fondant avec violence sur une multitude de personnes à la fois. Le choléra s'est fait toujours observer le plus fréquemment le long des rivières. D'où viendrait cette préférence s'il était l'œuvre d'un virus ? J'objecterai aussi aux contagionistes qu'on a remarqué dans les villes qu'il bornait ses ravages à certains quartiers, qu'il déploiait une plus grande intensité dans une rue que dans l'autre, et que même cette intensité variait souvent de maison en maison, sans que l'on y ait pu assigner d'autre cause que l'accumulation d'une émanation spécifique, qui, s'exhalant probablement de la terre par suite de quelque mouvement souterrain extraordinaire, agit comme un poison subtil et engendre la maladie.

Une maladie contagieuse se reproduit sous les mêmes formes. Il n'en est pas de même du choléra. J'ai remarqué maintes fois dans des maisons où il se déclarait que d'autres personnes du même ménage ou celles qui soignaient le cholérique ne gagnaient que de simples diarrhées. Dans les endroits où il s'est manifesté, on a observé qu'il était escorté de plusieurs

affections régnant épidémiquement , et dues sans
doute à la même cause, telles que des embarras gas-
triques, des diarrhées, des coliques , des cholérines,
des céphalalgies , etc., tandis que beaucoup de personnes
n'éprouvaient que des lassitudes dans les membres et
une perte d'appétit.

Dans les endroits les plus désolés par ce fléau, il
s'est déclaré des épizooties, sévissant principalement
sur la classe des gallinacées , et qui se sont développées
en même temps que le choléra et ont disparu avec
lui ; une odeur métallique s'est fait remarquer dans
l'air ; l'eau d'une quantité de puits , très-bonne auparavant, était d'un goût désagréable , corrompue, sâle
et contenait des matières étrangères en dissolution ,
pendant la durée de la maladie ; les hirondelles et
d'autres oiseaux sont partis et sont revenus dès qu'elle
a cessé : toutes ces choses extraordinaires ont tenu , je
n'en doute pas, à la cause occasionnelle du choléra.
Mais voici une preuve plus convaincante de la non-
contagion. Je peux garantir la vérité du fait qui s'est
passé sous mes yeux. Dans la rue de la boutique à
Anvers, l'une de celles où le choléra a le plus sévi,
il existait une caserne occupée par un bataillon d'infan-
terie, dont vingt-sept hommes furent attaqués de la
maladie , dans la nuit du 23 au 24 septembre. Cette
caserne fut immédiatement évacuée , et le bataillon
logé chez les habitans d'un village, à une lieue et demie
de la ville. Cette mesure hautement critiquée par les
personnes qui supposaient le choléra de nature contagieuse , porta la consternation dans les campagnes.
Quelques individus vinrent demander mon avis à cet

égard ; je leur répondis que je trouvais cette mesure fort sage , que j'avais la certitude morale qu'il n'était pas contagieux , et que non-seulement il ne se transmettrait à aucun habitant du village , mais qu'il cesserait d'affliger les militaires, étant sortis du foyer d'infection. Le résultat confirma ce que j'avais prévu , et les habitans furent bientôt rassurés en voyant que la maladie ne se communiquait à aucun d'entre-eux , et qu'elle ne régnait plus parmi ces soldats. Pendant les trois premiers jours de son arrivée à la campagne, ce bataillon eut encore quelques cas de choléra , qui avaient indubitablement pris naissance à Anvers , et dès lors il fut tout-à-fait délivré de cette maladie, ainsi que me l'ont affirmé positivement le docteur Gouzée et d'autres médecins militaires.

On peut opposer comme un argument contraire à mon opinion que lorsqu'au mois de juillet 1832 le choléra a paru à Anvers , les premiers cas se sont manifestés parmi les hommes des navires stationnés au bassin , ce qui a fait présumer à plusieurs personnes qu'il est contagieux, et qu'il a été importé par ces bâtimens ; mais pour réduire cette conclusion à sa juste valeur, je ferai observer qu'il avait déjà éclaté quelques jours auparavant à la maison de détention de Saint-Bernard, située sur l'Escaut à deux lieues de la ville , et qui n'avait eu aucune communication quelconque avec des navires venant de l'étranger. Au reste, sans considérer qu'il semble suivre avec une préférence marquée les bords des rivières , il n'est pas étonnant qu'à Anvers , il se soit d'abord montré au bassin, encombré , à cette époque , de navires de toutes les nations , sur lesquels dardait le soleil. Cette encombrement, l'altération de l'air, très-sujet à se corrompre dans les vaisseaux, la malpropreté des matelots, la chaleur du jour suivie de la fraîcheur de la nuit et les alternatives de pluie et de sécheresse auxquelles ils étaient exposés (a), les excès auxquels ils se livrent et les miasmes marécageux de l'Escaut ont dû fortement prédisposer à l'empoisonnement de l'émanation cholérique. Je dis *émanation cholérique*, car il est permis de hasarder une hypothèse en traitant d'une chose aussi cachée et aussi obscure que la cause occasionnelle du choléra

Selon moi, cette affreuse maladie est le produit d'une exhalaison méphitique, se dégageant de la terre, et peut-être formée par l'effet de quelque révolution intestine inconnue, qui par son extension souterraine porte la cause morbifique d'un pays à l'autre. Il me semble que cette exhalaison, que j'appelle émanation cholérique, est particulièrement favorisée par une chaleur humide de l'atmosphère ; qu'elle porte sur le principe vital une atteinte proportionnée à la disposition de l'individu qui y est exposé ; qu'elle a le pouvoir de paralyser le cœur, qu'elle est douée d'une propriété asphyxique particulière, ou pour mieux dire d'une action délétère spécifique sur le système nerveux ; qu'elle agit primitivement sur la surface cutanée et, pendant l'inspiration, sur le nerf pneumo-gastrique ; de là retentissement sur le cerveau, profond dérangement dans l'action du cœur, graves désordres dans les organes de la digestion et de la respiration, etc. Lorsqu'elle

---

(a) L'humidité qui succède à un état chaud et sec de l'atmosphère paraît être favorable au développement de la maladie.

peut exercer toute son énergie sur l'organisme, le cœur, agissant sous l'influence du pneumo-gastrique, tombe dans l'inaction, la circulation s'arrête, et la mort frappe subitement.

Je pense que plusieurs causes peuvent prédisposer l'économie animale à subir l'effet de l'émanation cholé-rique, comme le séjour dans les endroits infectés de miasmes qui se dégagent de matières animales et végétales en putréfaction ; les fortes chaleurs atmosphé-riques et principalement quand elles sont réunies à l'humidité ; un refroidissement brusque ; la misère ; l'usage de fruits, d'alimens grossiers ou de difficile digestion, et de toute substance qui irrite le canal alimentaire ; l'ivrognerie ; les excès de table ; les excès dans les plaisirs vénériens ; les grandes fatigues ; les veilles prolongées ; la malpropreté ; les passions déprimantes, surtout la frayeur et le chagrin, enfin la négligence des règles de l'hygiène et tout ce qui porte une action débilitante sur l'organisme.

Il est possible que l'émanation cholérique se mêle à l'eau, et que telle soit la cause de l'altération de plusieurs sources de laquelle j'ai parlé précédemment, et que l'épidémie recherche principalement le voisinage des rivières, des canaux et des eaux stagnantes.

Dans les lieux où cette émanation se concentre ou acquiert le plus de développement, le choléra offre le plus de gravité : voilà peut-être la raison pour laquelle il déploie le plus ouvertement ses fureurs homicides dans les endroits où la libre circulation de l'air est empêchée. C'est ainsi qu'à Anvers, il s'est fait le plus remarquer dans les allées, comme celles de la rue des vieillards, de la rue du fromage, de la rue de la boutique , dans l'allée des cygnes, etc.

D'autres faits viennent appuyer mon opinion : les attaques de la maladie sont beaucoup moins fréquentes le jour que la nuit , parce qu'alors les portes et les fenêtres étant fermées , l'émanation cholérique peut s'accumuler ; la maladie sévit spécialement sur la classe indigente, étroitement logée ; elle visite ordinairement des maisons obscures , sales, humides, situées dans des rues bases, qui sont peu accessibles au soleil et au vent, des maisons où le renouvellement de l'air est difficile ou négligé, dans lesquelles l'émanation cholérique peut facilement se concentrer , au lieu qu'elle s'établit fort rarement dans des maisons vastes, bien aérées , entretenues proprement , situées dans des rues larges, qui donnent libre accès au soleil et au vent ; elle existe beaucoup plus souvent au rez de chaussée que dans les étages élevés. Il est certain que tout cela ne se ferait pas observer si la maladie était transmissible par contagion.

Mais si je suis dans la persuasion que le choléra épidémique qui est venu affliger nos provinces doit son origine et son développement à une émanation spécifique , chassée de la terre , je ne conteste pas qu'on ne puisse le contracter en s'exposant, un certain temps , dans des appartemens où il n'y a pas de ventillation, aux miasmes qui se dégagent d'un cholérique, surtout en respirant cette exhalaison nauséabonde qui s'élève du corps à l'approche de la mort, ou bien celle qui s'échappe du ventre à l'ouverture cadavérique, odeur extrêmement désagréable et différente de l'odeur ordinaire des cadavres. Je crois même que des marchandises, des habillemens, des couvertures, des matelas, etc. qui en seraient impregnés, pourraient transmettre la maladie et en multiplier les foyers d'infection ; mais je pense que ce pouvoir infectant ne réside pas long-temps dans des effets et se perd de suite en les plaçant en plein air. On peut de même gagner la diarrhée et la dysenterie dans des foyers infectés par des individus atteints de ces affections, qu'aucun médecin éclairé ne considère cependant pas comme contagieuses, enfin plusieurs autres maladies généralement reconnues comme non-contagieuses ont la faculté de se communiquer de cette manière, c'est-à-dire par infection, mot dont la signification diffère essentiellement de celui de contagion.

Déjà, depuis plusieurs années, j'ai conçu l'opinion que je viens d'émettre sur la cause déterminante du choléra asiatique. Les nombreuses recherches que j'ai faites sur cette maladie, m'y ont de plus en plus fortifié. Je la soumis, en 1826, à M. le docteur Rudolphe, aujourd'hui établi à Amsterdam, et qui fut chirurgien-major des troupes neerlandaises à l'île de Java, pendant que le choléra y exerçait de grands ravages. Cet estimable médecin, dont j'avais appris à connaître le bon esprit observateur, dans le temps qu'il servait sous mes ordres à Utrecht, m'écrivit le 10 octobre 1826, une lettre, datée de Sourabaya (île de Java), en réponse à diverses questions que je lui avais adressées concernant le choléra. J'en traduirai ce qui peut intéresser le sujet que je traite......
« L'épidémie cholérique, dit-il , qui frappe tant de

« victimes dans l'île de Java , paraît , en effet , avoir
« pour cause occasionnelle , des miasmes qui s'exhalent
« de la terre. Je pourrais citer plusieurs exemples pro-
« pres à justifier votre conjecture ; mais un seul suffit :
« dans les endroits ravagés par le choléra , plusieurs
« animaux, surtout ceux appartenant à la famille des
« gallinacées , meurent malgré tous les soins que l'on
« prend pour les conserver en vie. C'est une chose qui
« ne se fait observer dans les parages que j'habite ac-
« tuellement , dont le climat est ordinairement sain,
« que lorsque le choléra s'y manifeste..... Il y a quelques
« temps qu'un chirurgien de ma connaissance fit venir
« d'une contrée lointaine vingt-cinq dindons. Ils conti-
« nuaient à se porter bien durant un mois , parce que
« le temps avait été sec et serein , la saison bonne , et
« aucune épidémie ne s'était déclarée ; mais un jour
« vers le soir , la pluie tomba une couple d'heures ,
« la plupart de ces animaux furent trouvés morts le
« lendemain , et le choléra éclata simultanément sur
« plusieurs points de ce district (encore une preuve
« contre la contagion) , ce qui porte à croire que la
« pluie a fait sortir de la terre des miasmes qui ont
« produit cet effet pernicieux........ Nul doute que
« des exhalaisons , naissant du grand nombre des
« volcans de nos Indes , ne donnent lieu au choléra.
« Aussi remarquons-nous que dans sa marche à travers
« les diverses contrées de ce pays , lesquelles il visite ,
« il paraît dépendre des mouvemens volcaniques qui
« s'y font observer périodiquement ; de sorte que tout
« annonce que cette épidémie qui tue tant de personnes,
« provient d'émanations spécifiques , dont l'atmosphère

» est le véhicule...... Il serait d'une haute importance,
» dans les épidémies cholériques, d'analyser l'air et de
» chercher à connaître la nature de ces émanations..... »

Je sais que l'analyse de l'air, faite à Paris par
d'habiles chimistes lors de l'existence du choléra dans
cette cité, n'a fait découvrir rien qui puisse accréditer
mon opinion; mais les émanations cholériques n'échap-
pent-elles pas aux recherches chimiques ? Peut-être
en se dégageant n'ont-elles qu'une durée instantanée,
peut-être beaucoup plus légères que l'air atmosphérique, disparaissent-elles de suite, s'élèvent-elles
immédiatement pour se perdre dans les confins de
l'atmosphère. Il est à désirer que la chimie, qui à
rendu des services si signalés à la médecine et à l'industrie, poursuive ses investigations sur cet objet, et
qu'elle s'applique surtout à analyser l'air des maisons
où le choléra apparaît ; alors il est probable qu'elle
parviendra à éclairer l'étiologie de ce fléau qui décime
tant l'humanité, et à détruire entièrement l'idée qu'il
est contagieux, idée si nuisible au commerce et aux
relations sociales, idée qui entraîne les gouvernemens
à faire d'énormes et d'inutiles dépenses et à grossir
leurs budgets, déjà si accablans pour quelques peuples,
écrasés sous le poids des impôts.

§ V.

Traitement. Avant de faire connaître le traitement
que j'ai suivi à Anvers, il ne sera pas sans intérêt pour
quelques-uns de mes lecteurs de leur donner un exposé
succinct des principaux moyens employés contre le

choléra dans les Indes. Quelques médecins faisaient saigner largement dans le premier degré de la maladie, lorsque le sang coulait encore, surtout chez les européens vigoureux ; voyant le sang se concentrer vers l'intérieur, ils avaient recours à de fortes saignées dans le but de rétablir l'équilibre de la circulation et de prévenir les congestions dans les viscéres. Ces saignées instituées avec discernement ont été quelquefois efficaces dans l'invasion chez des personnes d'une constitution sanguine, et pendant la réaction en cas de congestions ou inflammations viscérales.

D'autres médecins employaient dès le début de la maladie des purgatifs et l'émétique, non-seulement sans succès, mais l'usage de ces médicamens empirait le malade.

Le plus grand nombre de médecins, ne voyant dans le choléra qu'une prostration des forces portée au dernier degré et redoutant les émissions sanguines, prodiguaient les stimulans les plus diffusibles, tels que l'éther sulfurique, l'ammoniaque pure étendue d'eau-de-vie, le carbonate d'ammoniaque, l'acide nitrique alcoholisé, le camphre, et même l'huile de menthe poivrée, etc. A ces stimulans, on réunissait l'opium à des doses effrayantes, qui était généralement employé, et dans beaucoup de cas, on y ajoutait la teinture de colombo, dans laquelle quelques hommes de l'art avaient une confiance aveugle et que rien ne justifiait. On débutait ordinairement par l'administration d'un gros de laudanum liquide de sydenham dans un gros d'éther sulfurique, dans de l'arack ou dans du rhum, et on la réitérait, chaque quart d'heure, tant que duraient les évacuations, les crampes et les douleurs. Mais cette médication n'a pas offert des résultats satisfaisans ; et cela se conçoit, parce qu'elle est souvent contraire au début de la maladie, et tout-à-fait contre-indiquée dans la réaction. Les stimulans diffusibles ou très-actifs ne sauraient convenir à l'intérieur que lorsque les propriétés vitales ont reçu une profonde atteinte et qu'il s'agit d'un affaissement extrême ; alors le médecin est obligé d'exciter puissamment pour parvenir à opérer la réaction.

Les hommes de l'art aux Indes étaient généralement d'accord sur l'utilité des frictions, exercées à la surface du corps avec de la flanelle, soit à sec, soit avec de l'arrack, de l'alcohol, de l'esprit de vin camphré, de la teinture d'opium, de la teinture de cantharides, de l'huile de cajaput, de l'huile de menthe poivrée, etc. ; sur l'utilité des fomentations aromatiques ; sur celle des vésicatoires ou des cataplasmes sinapisés, appliqués aux extrémités inférieures et supérieures ; sur celle d'envelopper le malade de couvertures de laine chauffées ; sur celle de le couvrir de sacs de sable chauds, etc. Ces moyens ont été reconnus recommandables pour dériver et pour ramener la chaleur. Il n'en a pas été de même des bains chauds, dont on n'a obtenu aucun avantage. On a observé en général que leur usage prolongé faisait beaucoup de mal ; ils diminuaient à la vérité les spasmes et les vomissemens, tant que le malade y restait ; mais dès qu'il en sortait, ces symptômes renaissaient et l'abattement était augmenté : quelques médecins prétendent néanmoins en avoir retiré un bon effet, lorsqu'ils ont eu soin de ne pas en abuser. Dans des cas où l'on a fait des déplétions sanguines, les bains chauds peuvent être favorables quand on a la précaution d'appliquer en même temps le froid sur la tête ; cependant il ne faut pas perdre de vue qu'ils sont capables de porter le sang vers le cerveau , de déterminer des congestions cérébrales et de refroidir par le changement de température.

Parmi les remèdes externes dont les médecins aux Indes faisaient usage , il faut également citer les lavemens d'assafœtida , qui ont été beaucoup recommandés, et auxquels on ajoutait souvent du laudanum de sydenham. Nul doute que les lavemens d'assafœtida , qui irritent le gros intestin , ne puissent produire une action salutaire en dérivant ou en excitant les forces vitales lorsqu'elles sont trop épuisées, et sous ce rapport on peut espérer quelque bon effet de l'emploi des stimulans en lavement.

Dès que les vomissemens et les crampes cessaient , ces médecins recouraient à d'énormes doses de calomel , combiné avec de l'opium. On allait même jusqu'à donner à un adulte , chaque quart d'heure, une dose de vingt à quarante grains de cette préparation mercurielle, et on la réitérait toutes les fois que le malade la rendait. Mais le calomel n'a été employé avantageusement qu'après le troisième jour de la maladie, auquel elle n'arrivait ordinairement pas, sous la zône torride, sans se terminer d'une manière fatale ou favorable. Si le malade résistait jusqu'à cette époque, on lui accordait du vin et quelques alimens restaurans pour soutenir les forces , et on lui administrait quelquefois utilement, dans le but de chasser la surabondance de la bile, des purgatifs, tel que le jalap, les feuilles de senné, le calomel, l'aloës, etc. Le calomel, en portant une action excitante sur le système muqueux, et en déterminant à forte dose, comme les purgatifs, une irritation sur les intestins, peut convenir comme ceux-ci dans quelques cas, surtout après des évacuations sanguines, pour dériver certaines inflammations viscérales, faciles à déplacer et qui n'ont pas leur siége dans le canal intestinal.

Revenons aprésent à la méthode curative qui, à mon avis, est préférable à toutes celles que l'on a adoptées jusqu'à ce jour. Mais pour qu'elle puisse avoir tous les succès, il faut que les secours de l'art soient promptement réclamés et appliqués, que le malade ne soit pas dépourvu des moyens nécessaires, et que les prescriptions du médecin soient remplies avec exactitude. Dans une maladie où la vie est aussi gravement compromise, où le moindre retard dans l'administration des secours peut être un obstacle insurmontable à la guérison, il est du devoir du médecin de se rendre avec toute la célérité possible auprès du malade et de le visiter à chaque instant pour s'assurer de l'exécution de ses ordonnances, et pour observer les changemens pathologiques qui peuvent survenir et exiger des modifications au traitement institué, ou présenter d'autres indications thérapeutiques.

La première chose à faire pour guérir une maladie quelconque, c'est d'en détruire la cause occasionnelle. Comme je crois que la cause occasionnelle du choléra asiatique réside dans l'air, je considère, comme un point très-essentiel, de le faire renouveler par la venti-

lation et de le faire circuler librement dans la maison
où le choléra se montre, toutefois en évitant les
courants capables de refroidir le malade. Si ce renouvellement rencontre des difficultés, il faut tâcher de
transférer le malade sur-le-champ dans un lieu supposé
sain et convenable au traitement. On vante beaucoup
le chlore pour détruire les miasmes et pour purifier
l'air ; mais j'avoue que, dans cette circonstance, les fumigations guytoniennes ou d'acide muriatique oxygéné ainsi
que les chlolures de chaux ou de soude ne m'inspirent
pas de confiance : je crois même leur usage nuisible dans
les appartemens des cholériques pendant la réaction,
parce qu'il peut contribuer puissamment à faire naître
des congestions pulmonaires et cérébrales, et qu'il les
exaspère si elles existent.

Le traitement dérivatif, sagement établi, est à
proprement parler le seul en état de donner une
terminaison favorable à la maladie. Comme dans le
choléra toute l'action vitale semble abonner la périphérie
pour se concentrer sur le tube intestinal, il faut s'attacher à diriger les forces toniques vers l'extérieur,
recourir spécialement aux dérivatifs, aux remèdes
capables d'augmenter fortement l'action de la peau.
Les efforts du médecin doivent tendre à faire opérer
la réaction, et s'il y est parvenu, il doit savoir s'assurer
le succès de cette issue. Tout ce qui peut atteindre ce
but est propre à conduire au rétablissement.

Lorsqu'il se manifeste des phénomènes que l'on sup-
pose être des symptômes précurseurs du choléra, il
faut de suite prescrire au malade la diète la plus sévère ;
des bains de pieds ou l'application d'un cataplasme

chaud de farine de lin aux jambes ; l'application du même cataplasme sur l'abdomen en cas de colique, et à l'intérieur une infusion tiède de fleurs de sureau, de camomille, de tilleuls, de véronique ou de thé ordinaire, et si l'on veut agir plus sûrement on y ajoute de l'esprit de Mindererus ou du rob de sureau ; le malade doit se coucher et se couvrir chaudement afin de provoquer la transpiration ; cependant s'il existait des signes d'inflammation gastro-intestinale, il conviendrait de la combattre avant tout par l'application de sangsues sur l'abdomen : voilà des moyens par lesquels on triomphe ordinairement dans le début de la maladie. Quand après les avoir employés, le malade est tourmenté de diarrhée et que les selles offrent encore un caractère bilieux, on peut avoir recours à l'emploi interne du laudanum liquide de Sydenham, réuni aux mucilagineux (a). Mais si l'opium peut être administré avantageusement au début de la maladie, tant que les évacuations alvines sont encore bilieuses et qu'il n'existe pas d'irritation aiguë dans le tube intestinal, il faut bien se pénétrer qu'il pourrait être extrêmement nuisible dans un état plus avancé de la maladie, ainsi que je l'exposerai plus loin. Le choléra asiatique, ayant une forte tendance à se compliquer de congestions et d'inflammations viscérales, impose une bien plus grande réserve à l'égard de ce médicament que le choléra bilieux, dont le caratère est différent.

Dans l'invasion de la maladie, lorsque la chaleur

(a) Le traitement que je recommande contre les symptômes précurseurs du choléra, réussit parfaitement aussi contre la cholérine et les simples diarrhées cholériques.

de la peau est encore pour ainsi dire naturelle, le pouls assez sensible ou développé, et que le malade offre des symptômes d'affection cérébrale, la saignée générale est indiquée ; s'il se plaint de fortes coliques, on lui applique des sangsues à la région épigastrique et à l'anus. L'application de sangsues à l'anus est particulièrement indiquée quand la douleur semble avoir envahi l'intestin colon. Mais en faisant couler du sang, le médecin doit avoir la précaution de ne pas affaiblir, afin de ne pas ôter à la nature les ressources nécessaires pour opérer la réaction, que l'affaiblissement pourrait empêcher.

Si les déplétions sanguines sont capables de faire un bon effet dans la première période, en favorisant l'action du cœur, en facilitant le cours du sang, en prévenant ou en enlevant les congestions viscérales, il n'en est plus de même lorsque la maladie est parvenue à la seconde période ; alors elles sont éminemment dangereuses : c'est un point sur lequel je dois insister, puisque l'expérience a prouvé la vérité de cette assertion.

Dans l'invasion, quand le malade est encore debout, on lui fait prendre un bain de pieds sinapisé ou bien rendu irritant par quelques poignées de sel de cuisine ou de potasse ; et dans la première période comme dans la seconde, on fait largement frotter toute sa colonne vertébrale et ses extrémités supérieures et inférieures, avec un morceau d'étoffe de laine fortement chauffé, à sec si l'affaissement n'est pas très-considérable, mais imbibé de l'une ou l'autre substance excitante, comme l'eau-de-vie, le rhum, l'ammoniaque étendue d'alcohol, l'esprit de vin ou le vinaigre camphrés , l'éther , le baume de Hoffmann , etc. si l'action vitale est fortement diminuée. Mais en employant ces frictions, il faut avoir soin de ne pas refroidir le malade et pendant qu'on les exerce sur une partie tenir les autres chaudement. Comme on ne peut les pratiquer sans découvrir le patient, je ne les fais faire ordinairement qu'une fois , et c'est en commençant le traitement. Après ces frictions , il faut couvrir les extrémités inférieures et même, en cas de grande pros-tration , les extrémités supérieures et le dos , de cataplasmes chauds et très-épais de farine de lin , couverts d'une couche de moutarde , en même temps on couvre l'abdomen d'un cataplasme convenablement chaud de farine de lin seule , de feuilles de mauve ou de bouillon blanc , auxquelles on peut joindre des feuilles de jusquiame , de stramoine ou de belladone , et l'on doit avoir l'attention d'entretenir la chaleur dans ces cataplasmes ; il faut envelopper le malade chaude-ment de couvertures de laine , et l'entourer de cruches remplies d'eau chaude ou de sacs de son ou de sable chauffés, afin de faire revenir la chaleur vitale ; cepen-dant en mettant en usage les moyens destinés à remplir cette indication, il faut avoir soin de ne pas aller trop brusquement et d'éviter une trop prompte transition du froid au chaud. L'application de larges vésicatoires sur la colonne vertébrale et sur les cuisses mérite d'être recommandée , surtout quand il existe un extrême affaissement. Mais à propos de vésicans , je dois faire observer qu'étant appliqués sur le ventre , ils produi-sent le plus souvent un effet nuisible.

Conjointement avec les remèdes externes que je viens

de conseiller, on fait boire au malade , de demi-heure
en demi-heure et plus souvent si le danger est pressant,
une demi-tasse d'une forte infusion de fleurs de sureau,
de camomille ou de thé ordinaire, à laquelle on ajoute ,
suivant l'âge, la constitution et le degré de la maladie,
une, deux, ou trois cuillerées à café d'esprit de Mindererus et même plus en cas de fréquens vomissemens ,
ou bien on lui prescrit d'une à trois onces de cette
préparation ammoniacale avec une couple d'onces de
rob de sureau dans quelques onces d'infusion de fleurs
de camomille, de sureau, de tilleuls , de feuilles de mélisse , de lierre terrestre, etc. à prendre dans l'espace de
quelques heures ; et tant que la réaction n'est pas bien
prononcée , on continue l'esprit de Mindererus à haute
dose dans l'un ou l'autre véhicule approprié , ainsi que
les cataplasmes sinapisés ou les vésicatoires.

Lorsque le péril exige d'accélérer la réaction, ou que
le malade continue à rejeter l'esprit de Mindererus, ce
que j'ai observé chez des cholériques, dont l'estomac
était très-irritable ou malade auparavant , je le fais administrer en lavement : par exemple , je fais appliquer
toutes les heures un lavement d'une once d'esprit de
Mindererus , mêlée à quatre onces de décoction de
salep , d'amidon ou de graines de lin , jusqu'à ce que la
réaction se manifeste franchement.

J'ai très-souvent remarqué que de fortes doses d'esprit
de Mindererus enlevaient la maladie comme par enchantement dans la période d'invasion, et que dans la seconde
période les vomissemens , les selles et les crampes
disparaissaient quelquefois immédiatement sous l'influence de ce remède, et une réaction franche ne

tardait pas à se faire. Les heureux effets que l'on obtient
de ce médicament pourraient vraiment faire croire qu'il
possède une vertu spéciale contre le choléra. Ce qui
m'a déterminé à l'employer, c'est parce qu'il agit puissamment sur l'organe exhalant en s'accomodant assez
bien avec l'estomac et sans exercer une excitation nuisible
sur la membrane muqueuse. C'est pourquoi on l'administre souvent avec succès au commencement des
affections catarrhales ou phlegmasies des membranes
muqueuses, occasionnées par une transpiration arrêtée,
affections que l'usage interne d'autres excitans aggra-
verait.

Je sais que plusieurs médecins éclairés n'ont pas
de confiance dans l'usage interne des remèdes, lorsque
le choléra est parvenu à la période algide ou période de
cyanose, puisqu'alors l'action absorbante paraît enrayée,
car après la mort ou rencontre plusieurs fois dans
l'estomac les médicamens comme on les a employés; mais
nonobstant l'action diminuée ou détruite du systême
absorbant, les remèdes administrés à l'intérieur peuvent
agir sympathiquement tant qu'il existe de la sensibilité.

Dans la première période comme dans la seconde, il
faut soumettre le malade à une diète absolue et lui
donner une boisson adoucissante, comme l'eau d'orge,
l'eau de riz ou de sagou. Il doit prendre la boisson en
petite quantité, afin de ne pas surcharger l'estomac et
de ne pas exciter des vomissemens.

Par les moyens indiqués et employés à temps, j'ai
observé dans la plupart des cas que les symptômes
morbifiques ne tardaient pas à s'amender, que la réaction
arrivait promptement, que le malade gagnait une bonne

transiration et entrait bientôt en convalescence. J'ai vu
des cholériques tomber, par l'effet de cette médication ,
dans une sueur salutaire tellement copieuse qu'elle
perçait les matelas et durait deux à trois jours , tandis
que j'en ai vu plusieurs autres chez lesquels il n'en ré-
sultait qu'une réaction succédée d'une légère sueur.

Aussitôt que la réaction est complète , il faut cesser
l'emploi des dérivatifs , ôter les cataplasmes , les sinapismes et les vésicatoires, et supprimer l'usage de l'esprit
de Mindererus ; il faut couvrir le malade assez chaudement afin de le prémunir contre le refroidissement ; il
faut continuer à le tenir à une diète absolue et à une
boisson mucilagineuse , lui laisser un grand repos phy-
sique et moral , enfin éloigner de lui soigneusement
tout ce qui est capable de contribuer à augmenter
l'excitation de l'organisme ; car en excitant dans la réaction on fait naître des congestions et des phlegmasies
viscérales. Lorsque la réaction est modérée , il faut la
subordonner à la nature et s'abstenir de médicamenter
le malade ; en suivant une médecine expectante , on
remarque moins de complications et le rétablissement
est plus prompt.

Quand il se manifeste, pendant la réaction , des congestions ou irritations viscérales légères , on peut se
borner à l'emploi de cataplasmes chauds de farine de
lin aux jambes, et si le cerveau est spécialement affecté,
on applique en même temps sur la tête des compresses
d'eau froide ou une vessie contenant de la glace pilée ;
mais si elles sont graves, surtout si elles se déclarent au
cerveau ou au poumon, et que le malade est menacé de
succomber à l'apoplexie ou à la suffocation, il faut, in-

dépendamment de cataplasmes chauds de farine de lin aux jambes, recourir sans retard à des émissions sanguines. Dans le cas où le cerveau est principalement affecté, et où il s'agit de le dégorger promptement, la saignée à l'artère temporale ou à la veine jugulaire mérite la préférence sur celle au bras, et après avoir saigné suffisamment, on recourt à l'application du froid sur la tête. Dans le cas où le poumon et le cœur sont les organes spécialement affectés, il convient de faire des saignées au bras et à larges ouvertures pour que la déplétion soit immédiate. L'expérience a constaté qu'il en résulte un meilleur effet.

Si l'on craint d'affaiblir par la saignée générale, ou si après avoir institué celle-ci, le mal n'est pas enlevé, on applique des sangsues à la partie affectée.

Lorsque la douleur abdominale persiste pendant la réaction, on continue l'application d'un cataplasme émollient sur le ventre ; et si elle est forte, on cherche à la combattre par l'application de sangsues sur l'abdomen et à l'anus. Ces mêmes moyens sont indiqués en cas d'hépatite.

Mais on ne saurait trop recommander au praticien d'être prudent en instituant les émissions sanguines. Quand il tire une faible quantité de sang, la réaction, au lieu de se calmer, devient plus intense, et quand il en tire une trop grande quantité, il risque en débilitant, d'annihiler la réaction, et le malade peut en être la victime. Il ne doit avoir recours aux déplétions sanguines que lorsqu'il y a une impérieuse nécessité et que la réaction est forte et bien établie ; sans cette dernière condition, elles accélèrent le terme fatal, le malade retombe dans l'affaissement et meurt presqu'aussitôt.

Lorsque les inflammations au cerveau, au poumon , au foie, etc. , provenant de la réaction, ont été convenablement attaquées par des émissions sanguines , ce sont alors les dérivatifs qui se recommandent, tels que le calomel à l'intérieur, les frictions mercurielles, les vésicatoires et les sinapismes sur des parties éloignées du siége du mal. En cas de congestions cérébrales ou pulmonaires , que la saignée générale ni l'application de sangsues n'ont pu détruire, on emploie quelquefois avec avantage , si la réaction est beaucoup diminuée , des purgatifs irritans comme le jalap, l'aloës, la rhubarbe, les feuilles de senné , etc. dans le but de produire une dérivation sur le canal intestinal.

Dès que la réaction tombe , il faut cesser le froid sur la tête et les cataplasmes chauds aux jambes.

Quand à la suite de la réaction succède un affaissement considérable, c'est alors le cas d'employer à l'intérieur les stimulans, à des doses convenables, comme le camphre et l'éther , administrés dans une eau distillée aromatique, ou bien dans une infusion de fleurs d'arnique , de racines de serpentaire , d'angelique , etc.; de donner au malade une boisson vineuse ou un peu de vin pur ; on secondera les moyens internes par des frictions excitantes sur la surface du corps et par les sinapismes ou vésicatoires ambulans.

Si des déjections affaiblissantes accompagnent l'affaissement dont je viens de parler , on combine les stimulans internes avec l'opium. Mais ne perdez pas de vue que l'opium est très-nuisible dans la réaction , parce qu'il exaspère l'irritation , augmente le narcotisme et provoque des congestions viscérales , surtout au cerveau. C'est une réflexion sur laquelle on ne saurait trop fixer l'attention des praticiens , parce qu'on fait un grand abus de l'opium. Ce médicament, beaucoup trop vanté dans le traitement du choléra , n'est pas moins dangereux dans la première et la seconde période , notamment dans cette dernière lors de la cessation des vomissemens ; car si alors , pendant que la fonction absorbante est nulle ou considérablement diminuée , on administre imprudemment de grandes doses d'opium, comme cela se pratique , cette fonction se rétablissant par l'arrivée de la réaction , ce médicament est absorbé en masse , cause un empoisonnement meurtrier ou donne lieu à des congestions ou inflammations viscérales. Chez les cholériques que j'ai eu à traiter, j'ai souvent essayé l'emploi de l'opium dans l'intention de calmer les douleurs et les déjections ; mais je me suis convaincu des inconvéniens attachés à son usage prématuré. D'ailleurs il ne faut pas chercher à arrêter trop tôt les évacuations alvines. J'ai même généralement remarqué qu'il est bon qu'elles aient une certaine durée , puisque ce foyer de fluxion dans le canal intestinal peut détourner l'irritation des autres organes et prévenir les congestions et les phlegmasies viscérales , si funestes au malade.

Mais aussitôt que la réaction est terminée , qu'on est parvenu à dompter l'état aigu de la maladie , **que** les évacuations alvines continuent et affaiblissent , **on** peut recourir avec sécurité et confiance à l'usage interne de l'opium , réuni aux mucilagineux , et l'administrer à hautes doses tant qu'elles persistent. Dans le même cas, les lavemens d'amidon ou de salep avec quelques gouttes de laudanum liquide de Sydenham, opèrent un bon effet; mais il ne faut pas oublier que l'opium employé en lavement semble agir avec plus de force sur l'organisme que par ingestion dans l'estomac, où son action est sans doute plus ou moins paralysée par le suc gastrique.

Si l'état aigu de la maladie a cessé et qu'il existe des étouffemens spasmodiques qui se font observer quelquefois, j'ai fait ordinairement prendre au malade avec succès de l'esprit de corne de cerf succiné (succinate d'ammoniaque) dans une infusion de fleurs d'oranger ou de tilleuls, ou bien dans de l'eau de menthe crépuë ou poivrée, de fenouil ou de mélisse. Si après l'état aigu, le malade éprouve des douleurs dans les membres, on les frictionne avantageusement avec de la teinture de feuilles de stramoine, et s'il ressent des douleurs à la région du cœur ou au bas-ventre, on frictionne ces parties avec de l'extrait de stramoine ou de belladone.

Arrivé à la convalescence, le malade doit être exact observateur du régime et des règles hygiéniques que j'ai recommandés de suivre pendant la convalescence du choléra-morbus bilieux (voy. pages 7 et 8.)

En suivant le traitement qui précède, et que l'on modifie suivant les indications, j'ai remarqué que la convalescence n'a pas été longue, que le choléra a fort rarement traîné à sa suite le typhus ou d'autres accidens, et ce qui plus est, je suis parvenu à sauver une foule de cholériques, parmi lesquels il y a eu un bon nombre d'arrivés à l'état de cyanose. Je vais en exposer plusieurs que j'ai eu à traiter à Anvers.

1.er cas , guéri.

Corneille Van Rymenant, maçon , âgé de 56 ans , d'une constitution sèche et usée, rue des chats n° 1804, après avoir été affecté , le 22 et le 23 juillet 1832 , d'un malaise vague , d'un défaut d'appétit , d'éblouissemens, de trouble dans la vue et de légères coliques , est pris, dans la matinée du 24 , de syncopes , d'angoisses , de violentes douleurs abdominales , de spasmes dans les membres , surtout aux mollets , d'une soif ardente, de nombreux vomissemens aqueux , analogues à une décoction de riz , de fréquentes évacuations alvines de la même nature, etc. Je vois le malade vers midi ; il est dans un affaissement extrême , il ne témoigne presque plus aucune douleur à cause de la diminution de la sensibilité, il est plongé dans un état d'assoupissement , le corps est d'un froid glacial et d'une couleur violacée, la tête couverte d'une sueur froide et visqueuse , la peau des mains ridée et comme bouillie, la respiration lente, profonde et entrecoupée , la voix presqu'entièrement éteinte , la langue blanche et froide , l'excrétion urinaire arrêtée , le pouls nul , les battemens du cœur sont à peine sensibles, les yeux profondément enfoncés dans les orbites , tirés en haut et entre-ouverts , la pupille dilatée , des déjections par haut et par bas continuent, etc. Ayant fait frotter avec six onces d'esprit de vin camphré et deux onces d'ammoniaque pure les membres et le dos du malade, je le fais envelopper de couvertures de laine chauffées et entourer de cruches d'eau chaude , les extrémités inférieures sont couvertes de cataplasmes sinapisés fort chauds et le ventre d'un cataplasme chaud de farine de lin seule, et je lui prescris une potion de six onces d'infusion de fleurs de sureau avec une once et demie d'esprit de Mindererus (a) et deux onces de rob de sureau , préparée chez m. le pharmacien Beyle, et à prendre, tous les quarts d'heure, une cuillerée ; diète absolue et eau d'orge en boisson. Je le revois vers le soir ; une légère chaleur existe à toute la surface du corps , le pouls se fait sentir faiblement , les déjections et les spasmes ont cessé , le malade est plus animé et moins assoupi ; continuation des mêmes remèdes.

Le 25, à six heures du matin , il est en pleine réaction : la peau , universellement chaude , commence à avoir une bonne moiteur , le pouls se relève , la respiration devient égale , la figure est animée et plus naturelle , la voix plus forte et plus distincte, etc. La potion de la veille est prise ; les cataplasmes sont enlevés et les extrémités et le ventre sont enveloppés de flanelle chauffée ; je ne prescris au malade que six onces de mucilage de gomme arabique avec deux onces de sirop de guimauve , dont il prend , toutes les heures , une cuillerée. Je le revois vers le soir ; il sue abondamment ; amélioration marquante ; l'excrétion des urines vient de reparaître.

Le 26, l'amélioration se maintient , sueur continuelle et générale, deux selles liquides d'une couleur jaune-verdâtre et d'une odeur fétide, la physionomie reprend son expression ordinaire , la couleur et la chaleur de la peau deviennent naturelles, la sécrétion urinaire continue à se

---

(a). L'esprit de Mindererus que j'ai employé était de sept degrés, ainsi qu'il existe généralement dans les pharmacies d'Anvers.

faire , la soif est très-faible , etc. ; le malade ne prend que de l'eau d'orge.

Le 27 et le 28 , il va de mieux en mieux, l'appétit revient ; néanmoins je n'accorde au malade que de l'eau d'orge mêlée de lait.

Le 29 , sa convalescence est assurée ; on lui donne de temps en temps et alternativement un peu de bouillon de veau et un peu de riz au lait avec une à deux cuillerées de vin de muscat. Le 30 et le 31 , indépendamment du bouillon de veau et du riz au lait, il prend un œuf mollet et un peu de veau rôti froid avec du pain blanc. Pendant les jours suivans , son alimentation est peu à peu renforcée. Le 10 août, il a repris ses occupations ordinaires, étant parfaitement rétabli.

2e *cas, guéri.*

Marie Van der Keelen, bouchère, âgée de 39 ans, d'une constitution faible et maladive , rue des chats n° 1796, (rue affligée par le choléra) ressent au sortir de son lit , le 21 juillet 1832 , vers les cinq heures du matin, un malaise général, des vertiges, de la soif, un sentiment d'oppression et de chaleur à l'estomac, des borborygmes, des nausées , une aversion pour tout aliment, etc. Après-midi , elle gagne des tranchées abdominales , des tiraillemens douloureux dans les membres , plusieurs évacuations alvines, aqueuses, analogues à une décoction d'avoine, précédées d'une couple de vomissemens de la même nature , la soif augmente, etc. A quatre heures, je visite la malade, et j'observe chez elle, outre les symptômes précédens, un grand affaissement , les

traits de la figure très-altérés et grippés, les yeux
ternes, retirés dans les orbit es et entourés d'un cercle
livide, le corps refroidi, la langue blanchâtre, la
voix affaiblie et rauque, les urines sont supprimées, le
pouls très-petit et fréquent, la paume des mains ridée et
comme macérée, etc.; je fais frotter avec un morceau
de flanelle chauffée la colonne vertébrale et les extrémités
de la malade, appliquer des cataplasmes chauds et
sinapisés aux jambes, couvrir le ventre d'un cataplasme
chaud de feuilles de mauve et de jusquiame ; elle est
enveloppée chaudement et prend, toutes les heures,
deux cuillerées d'une potion de quatre onces d'infusion
de fleurs de camomille avec une once et demie d'esprit
de Mindererus et deux onces de rob de sureau,
préparée chez m. le pharmacien Beyle ; diète absolue
et eau d'orge en boisson. Vers les dix heures du soir,
la peau est plus chaude que dans l'état normal. Elle
prend à minuit le restant de sa potion.

Le 22, à six heures du matin, je revois la malade ;
elle sue copieusement, les principaux symptômes
morbifiques ont disparu, la figure est rouge et animée,
le pouls développé, etc. ; les cataplasmes sont enlevés ;
je prescris quatre onces de mucilage de salep avec une
once et demie de sirop de diacod, pour en prendre,
toutes les heures, une cuillerée. Vers le soir, il se
manifeste plusieurs nouvelles selles blanchâtres et
flocconeuses ; deux grains d'extrait aqueux d'opium.

Le 23, à six heures du matin, état d'irritation
générale : la peau est sèche et brûlante, la soif très-vive,
la diarrhée augmentée, etc. J'attribue ce changement
défavorable à l'administration trop prématurée de

l'opium , et je ne prescris à la malade qu'une solution de gomme arabique.

Le 24 , état entièrement satisfaisant : la peau est moite, la diarrhée et la soif ont cessé , la physionomie reprend son expression habituelle, la sécrétion urinaire se rétablit, l'appétit se fait sentir , etc. ; la malade ne prend que de temps en temps un peu de lait mêlé d'eau d'orge.

Le 25 , elle est en pleine convalescence ; elle prend souvent dans la journée un peu de sagou cuit dans du bouillon de veau ; elle a une selle jaune-verdâtre.

Le 26 , sa convalescence se consolide de plus en plus ; à cause de sa grande faiblesse, je lui prescris une potion d'eau de fleurs d'orange avec de l'extrait de saule et du sirop de menthe crepuë , et je lui recommande un régime approprié à sa situation. Dans les premiers jours d'août, elle a recouvré ses forces et sa santé.

N. B. Le 28 septembre , la même malade gagne une atteinte de choléra sec très-grave. Elle a été également rétablie par le traitement indiqué plus haut ; mais elle a conservé, pendant quelque temps , une sensibilité douloureuse à l'épigastre, contre laquelle elle a employé avec succès des frictions d'extrait de feuilles de stramoine.

3.ᵉ *cas , guéri.*

Madame Neuman, épouse du directeur de la musique de l'harmonie, âgée de 35 ans , d'une constitution éminemment nerveuse, rue des apôtres n° 1563 , est prise inopinément. le 23 juillet 1832, vers minuit, de fortes

coliques, de nausées, de nombreuses évacuations alvines,
séreuses , semblables à une décoction de riz , etc. Je
la visite vers les deux heures du matin. Les déjections,
dont la nature est tout-à-fait cholérique , sont accompagnées de phénomènes suivans : chute considérable
des forces vitales , pâleur extraordinaire du corps ,
diminution de la chaleur de la peau, figure entièrement
décomposée, yeux caves et environnés d'un cercle
bleuâtre , pupille dilatée, respiration suffocative, voix
rauque , anxiété très-grande, spasmes douloureux dans
les membres, bourdonnement d'oreille , surdité , pouls
petit et lent, suppression des urines, soif intense , etc.
Frictions sèches sur le dos et les extrémités, cataplasmes
chauds et sinapisés aux jambes, cataplasme chaud de
feuilles de mauve et de stramoine sur le ventre, potion
de quatre onces d'infusion de fleurs de sureau avec une
once et demie d'esprit de Mindererus et deux onces de
rob de sureau , préparée chez m. le pharmacien Schewyck et à prendre dans l'espace de quelques heures ,
diète absolue , eau d'orge en boisson et envelopper
chaudement la malade de couvertures de laine , tels
sont les moyens que je prescris. Je retourne chez elle ,
vers les sept heures du matin (24); chaleur du corps
plus forte que dans l'état normal , sueur copieuse ,
cessation des coliques, des crampes et des évacuations,
changement notable en mieux ; les cataplasmes sont
enlevés ; mucilage de gomme arabique avec du sirop de
guimauve.

Le 25, la malade va de mieux en mieux , et le 26,
elle est en pleine convalescence. Un régime analeptique,
dirigé avec prudence, a promptement réparé ses forces

épuisées. Le 1ᵉʳ août , elle sort, étant entièrement
guérie.

4.ᵉ cas , guéri.

Madame veuve Blanckman , âgée de 55 ans , d'une
constitution sèche et nerveuse , plaine des faucons
n° 2333 , éprouve , le 30 juillet 1832, des maux de
tête et des vertiges , et vers le midi du lendemain ,
des défaillances , de fortes coliques, des tiraillemens
spasmodiques dans les membres et de fréquentes
déjections séreuses et blanchâtres par haut et par bas ,
le pouls tombe , la tête et les extrémités se refroidissent ,
la voix devient rauque , les traits de la face se retirent
et s'altèrent , les yeux s'enfoncent , un cercle bleuâtre
les environne , les urines sont supprimées , la soif est
ardente , etc. Dans cet état, je trouve la malade vers les
deux heures de l'après-midi ; frictions camphrées sur
le dos et les extrémités , cataplasmes chauds et sinapisés
aux jambes , cataplasme chaud de farine de lin sur le
ventre , potion de quatre onces d'infusion de fleurs de
sureau avec deux onces de rob de sureau et une once
et demie d'esprit de Mindererus , préparée chez M. le
pharmacien Van den Velde et à prendre dans l'espace
de quelques heures ; diète absolue , eau d'orge en
boisson ; la malade est enveloppée de plusieurs
couvertures de laine. Je la revois vers les neuf heures
du soir ; réaction très-vive , la sueur commence à couler
abondamment , les vomissemens , les coliques et les
spasmes ont disparu , la malade est considérablement
améliorée ; les cataplasmes sont enlevés. La sécrétion
urinaire se rétablit dans la nuit.

8

Le 1ᵉʳ août, cessation des symptômes morbifiques ; solution de gomme arabique avec du sirop de guimauve. Le 2, elle entre en convalescence ; elle prend de temps en temps quelques cuillerées d'arrow-root cuit dans du lait. Le lendemain, on lui donne un peu de bouillon de veau avec du riz, et son alimentation est renforcée avec prudence. Le 9, elle est parfaitement rétablie.

5.ᵉ cas, choléra sec, guéri.

M. J. Vos, fabricant de tabac, âgé de quarante-cinq ans, d'une constitution forte, marché de Saint-Jacques n° 1974, ressent tout-à-coup, dans la matinée du 3o juillet 1832, une chaleur extraordinaire au front, des étourdissemens, des syncopes, un bourdonnement d'oreille, un obscurcissement de la vue, une ardeur vive au centre épigastrique, puis des nausées, un sentiment de suffocation, quelques tranchées douloureuses dans l'abdomen et spasmes dans les membres, et tombe presque aussitôt dans l'anéantissement. Je vois le malade quelques heures après la manifestation des premiers symptômes. Il est dans un état cadavérisé : figure grippée et profondément altérée, yeux enfoncés et entourés d'un cercle noirâtre, respiration haletante et suspirieuse, froid glacial du corps, couleur livide de la peau, absence du pouls, paume des mains et plante des pieds froncées et comme bouillies, langue d'une couleur cendrée, ventre gonflé et tendu, émission considérable de vents par haut et par bas, affaissement et raucité de la voix, soif dévorante, angoisses pénibles à voir, etc. J'ai immédiatement recours à des frictions alcoholiques, à l'application d'une chaleur convenable au corps et de cataplasmes fortement sinapisés aux extrémités , et je prescris une infusion de fleurs de sureau avec une once et demie d'esprit de Mindererus et du rob de sureau , préparée chez M. le pharmacien Van Campen et à prendre dans l'espace de quelques heures ; un lavement irritant ; la diète absolue et de l'eau d'orge en boisson. Vers le soir , la réaction s'établit fortement ; les cataplasmes sinapisés sont ôtés ; la sueur devient copieuse dans la nuit.

Le 31, continuation d'une sueur chaude et abondante , mais angoisses très-fortes ; prescription d'un large vésicatoire sur la colonne vertébrale et du *decoctum petri foresti* en boisson. Deux selles verdâtres et rétablissement de l'excrétion urinaire dans la journée.

Le 1 et le 2 août , amélioration , mais affaissement extrême ; potion d'eau de fleurs d'orange avec du sirop de menthe crépuë et un gros de succinate d'ammoniaque; eau d'orge vineuse en boisson. Le 3 , amendement de plus en plus manifeste ; le malade prend de temps en temps un peu de bouillon de veau avec quelques cuillerées de vin pur. Le 4, pleine convalescence. Le 10, retour à la santé.

6.e *cas , terminé par la mort.*

Marie de Meus, ouvrière, femme de C. Meerlemons , âgée de 40 ans , d'une constitution lymphatique et usée, enceinte de six à sept mois , rue de la boutique n° 864, est prise, dans la nuit du 4 au 5 août 1832 , de vives coliques et de fréquentes déjections par haut et par bas, semblables à une infusion foncée de thé. Je la visite à quatre heures du matin; elle est dans la seconde période de la maladie. Frictions camphrées ammoniacales, cataplasmes chauds de farine de lin sur le ventre et sinapisés aux jambes, potion d'infusion de fleurs de sureau avec du rob et une once et demie d'esprit de Mindererus, préparée gratuitement chez M. le pharmacien Schewyck, eau de riz en boisson, la malade est couverte chaudement et soumise à une diète absolue, voilà les moyens que je prescris. Vers midi, réaction assez forte, succédée d'une bonne transpiration, cessation des vomissemens et des crampes, diminution considérable des selles, etc.; les cataplasmes sont enlevés.

Le 6, état satisfaisant; rétablissement de la sécrétion urinaire dans la journée; potion mucilagineuse.

Le 7, la malade est tellement améliorée que, pour calmer la faim dont elle se plaint, je crois pouvoir lui accorder de temps en temps un peu de sagou au lait et quelques cuillerées de vin.

Le 8, l'amélioration continue dans la journée; même régime que la veille. Mais à ma visite du soir, la face est rouge et animée, la peau sèche et brûlante, la soif inextinguible, le pouls donnant 124 pulsations par minute, etc. J'attribue ce changement à l'usage intempestif du sagou et du vin, dont elle avait peut-être abusé, et je me repents beaucoup d'avoir écouté son désir de prendre des alimens. Cataplasmes chauds de farine de lin aux jambes, compresses d'eau froide et de vinaigre sur la tête, diète absolue et eau d'orge en boisson.

Le 9, vers les deux heures du matin, douleurs d'enfantement; M. le docteur Baguet accouche la malade d'un enfant mort. Je la visite plusieurs fois dans la journée, et son état d'irritation étant diminuée à la suite de l'accouchement, je crois devoir me borner à l'expectation.

Le 10, je la trouve, à trois heures du matin, dans un état apoplectique, survenu subitement : prostration extrême des forces et déglutition impossible ; sinapismes et vésicatoires ambulans sur les extrémités, cataplasmes chauds aux jambes, application du froid sur la tête et lavement irritant. Elle succombe vers les deux heures après midi.

7ᵉ cas, guéri.

Isabelle Schram, ouvrière, épouse de G. Keulmans, âgée de 44 ans, d'une constitution cachectique, rue dite *heyl met de huyk* n° 1727, (quartier affligé par le choléra), éprouve, le 7 août 1832, perte d'appétit, malaise général, mal de tête, étourdissemens, trouble dans la vue, tiraillemens des yeux, froid aux pieds, engourdissement, nausées, tranchées très-douloureuses dans le ventre, quelques selles liquides et bilieuses, gêne dans la respiration, soupirs continuels, etc.

Le lendemain vers midi, mes soins sont réclamés ; les coliques sont très-vives, les selles et les vomissemens fréquens et d'une nature cholérique : elle vomit d'abord les alimens qu'elle avait pris le matin, et puis ses vomissemens deviennent aqueux et analogues à une décoction d'avoine ; la figure est décomposée et grippée, les yeux sont caves et entourrés d'un cercle bleuâtre, les extrémités froides, la voix rauque, la langue couverte d'un enduit muqueux blanchâtre, pouls très-petit et lent , la région précordiale plus chaude que dans l'état normal , les urines supprimées , elle est tourmentée d'une grande soif et de crampes dans les membres , surtout dans les mains , etc. Frictions sèches sur la colonne vertébrale et les extrémités , cataplasmes chauds de farine de lin sur le ventre et sinapisés aux jambes , la malade est enveloppée de plusieurs couvertures de laine , et je lui prescris une potion d'infusion de fleurs de sureau avec du rob et une once et demie d'esprit de Mindererus , préparée chez **M.** le pharmacien Collins , diète absolue et eau d'orge en boisson. La réaction ne tarde pas à se faire , la malade gagne presque aussitôt une transpiration des plus abondantes , la douleur abdominale et les crampes cessent , les déjections diminuent sensiblement, enfin l'amendement des symptômes morbifiques est remarquable après l'usage des moyens indiqués.

Le 9, état très-satisfaisant ; la sécrétion urinaire se rétablit, et le retour de la bile dans le canal alimentaire est annoncé par des selles jaunâtres et fétides ; potion mucilagineuse.

Le 10 , même état ; comme la malade éprouve plusieurs selles liquides et qu'il n'existe plus chez elle aucun indice d'irritation aiguë , je lui prescris quelques onces de mucilage de gomme arabique avec de l'extrait aqueux d'opium.

Le 11 , les selles sont arrêtées , elle ne se plaint plus que d'une douleur sourde à la région du cœur ; frictions d'extrait de stramoine. Le 12 , elle est en pleine convalescence. Un régime doux, de facile digestion et observé rigoureusement a bientôt ramené la malade à la guérison.

8.e *cas , choléra sec , guéri.*

Madame van Houten , épouse d'un marchand-épicier ,
âgée d'environ 35 ans , d'une constitution assez forte ,
à la porte de Borgerhout n° 2085 , est prise inopinément , dans la nuit du 12 au 13 août 1832, d'un accablement extrême , d'un resserrement spasmodique à la
région précordiale , de coliques et d'envies continuelles
de vomir. Mes soins sont immédiatement réclamés. Je
la visite vers les deux heures du matin ; elle présente
les symptômes suivans : altération profonde des traits
de la face , yeux enfoncés et entourés d'un cercle
bleuâtre , voix rauque et faible , peau d'une pâleur
mortelle , paume des mains ridée et comme macérée ,
tête et extrémités froides , abdomen gonflé et tendu ,
respiration difficile et accélérée , pouls filiforme et
presque nul , langue couverte d'un enduit muqueux
blanchâtre , grande agitation , angoisses terribles ,
sentiment d'ardeur interne , soif inextinguible , spasmes
dans les mollets et les doigts par intervalles, efforts de
vomir , mais ne rendant que des flatuosités inodores ,
éructation presque sans relâche , excrétion urinaire
supprimée , etc. Voici les moyens que je mets en usage :
frictions camphrées ammoniacales, cataplasmes chauds
de farine de lin sur le ventre et sinapisés aux jambes,
potion de quatre onces d'infusion de fleurs de sureau
avec du rob et une once et demie d'esprit de Mindererus , préparée chez M. le pharmacien Schewyck ,
lavement irritant, diète absolue , eau d'orge en boisson ,
et la malade est couverte chaudement. Je la trouve à

sept heures du matin dans une forte réaction : chaleur universelle , face rouge et animée, cessation des coliques et du resserrement à l'epigastre , plus d'apparence de spasmes ni d'émission de vents par la bouche, la voix plus forte et distincte, etc, ; potion mucilagineuse.

Le 13 , à midi , elle est dans une sueur des plus abondantes et dans un état d'amélioration remarquable : la physionomie reprend son expression habituelle , le pouls est relevé , la respiration bonne , la soif ne se fait presque plus sentir , la malade me témoigne le plus vif contentement du changement favorable qu'elle éprouve. L'excrétion urinaire a lieu dans l'après-midi.

Le 14 , elle va de mieux en mieux ; continuation de la potion mucilagineuse.

Le 15, l'appétit est revenu ; elle a deux selles ver-dâtres et fétides ; la réaction ayant cessé, l'exaltation des propriétés vitales est remplacée par une certaine faiblesse, la chaleur de la peau étant à peu près naturelle et le pouls ne présentant plus qu'environ 75 pulsations par minute , je crois pouvoir sans crainte permettre à la malade de faire usage de temps en temps d'un peu de bouillon de veau au sagou avec quelques cuillerées de vin , et je lui prescris une potion tonique.

Le 16 , convalescence assurée ; le 17 et le 18, les forces reviennent à vue d'œil. Un régime analeptique, augmenté graduellement, a bientôt ramené la malade à la santé.

9.e *cas*, *terminé par la mort.*

François Thomas , ouvrier , âgé de 59 ans , marché de St-Jacques n° 1629 , d'une constitution débile et

détériorée, d'une maigreur extrême et fortement disposé
à la phthisie pulmonaire, après avoir été sujet depuis
plusieurs mois à des diarrhées, revenant par intervalles
et qui faisaient supposer une affection chronique du
canal intestinal, éprouve, le 14 août 1832, vers onze
heures du soir, de fréquentes évacuations alvines,
accompagnées de légères coliques, et quelques heures
après, surviennent de violens vomissemens et des
crampes très-douloureuses dans les membres. Ses enfans,
effrayés des progrès rapides du mal, viennent réclamer
mes soins vers les quatre heures du matin (15). Je me
rends immédiatement auprès de lui. Ses déjections sont
séreuses et blanchâtres ; il est parvenu à l'état de
cyanose et comme asphyxié : on aurait dit que la vie
l'avait abandonné tant la respiration était faible, le
corps refroidi et le pouls absent; sa figure livide, ses
yeux creux, ses joues enfoncées, sa peau collée sur
les os et ressemblant à du parchemin, offrent un
aspect hideux. Je fais frotter la surface du corps avec de
l'esprit de vin camphré et de l'ammoniaque, couvrir le
ventre d'un cataplasme émollient et les extrémités de
cataplasmes sinapisés, envelopper le malade de couvertures de laine, et une once et demie d'esprit de
Mindererus avec deux onces du rob de sureau dans
une infusion de fleurs de camomille lui est administrée.
Au bout de quelques heures, la réaction se manifeste
vivement, et bientôt une sueur chaude coule en abondance; les vomissemens, les douleurs abdominales et
les crampes cessent, mais les évacuations alvines ne
discontinuent pas ; on ne lui donne que de l'eau de riz
en boisson. Vers les onze heures du soir, je lui prescris

9

six onces de mucilage de salep avec un grain d'extrait aqueux d'opium , ainsi qu'une couple de lavemens d'amidon laudanisés , dans le but de combattre la fré-quence de ses selles, qui conservent leur caractère cholérique, et qui, en causant un affaiblissement extrême, menacent d'achever le malade. Dans la nuit , les selles diminuent , et l'excrétion des urines reparaît.

Le 16, il n'y a plus que dix à douze selles ; le mucilage de salep avec l'extrait aqueux d'opium est répété, et un large vésicatoire est appliqué sur le dos pour dériver l'irritation intestinale. J'aurais peut-être mieux fait de me tenir à l'expectation que de continuer l'usage de l'opium.

Le 17 , à ma visite du matin , les selles sont arrêtécs et les urines de nouveau supprimées depuis la veille ; le pouls est petit et plus accéléré , la peau tant soit peu brûlante et sèche , la langue rouge à ses bords , mais large et plate ; *decoctum petri foresti* en boisson. Dans la soirée , augmentation de la chaleur à la peau , soif inextinguible , les yeux sont injectés de sang et hagards, le cerveau embarrassé , le malade tombe dans un état soporeux , délire par intervalles et devient sourd ; je n'ose lui faire appliquer des sangsues au cou à cause de sa grande faiblesse , je me borne à l'application de cataplasmes chauds aux jambes et de l'eau froide et du vinaigre sur la tête, et au *decoctum petri foresti* en boisson.

Le 18 , je revois le malade à cinq heures du matin ; cessation des symptômes fébriles et de l'affection cérébrale. L'amélioration continue jusqu'au soir ; alors il retombe dans l'état où je l'ai trouvé le soir précé-dent ; mêmes remèdes que la veille.

Le 19, à quatre heures du matin, apyrexie et disparition des symptômes d'affection cérébrale ; le pouls est petit, faible et lent, la langue pâle et la peau moite ; prescription de dix-huit grains de calomel, partagés en douze doses pour en prendre une chaque demi-heure, dans l'intention de dériver et de fixer l'irritation sur le canal intestinal ; et par rapport à la périodicité qui se faisait observer, je fais administrer, en trois lavemens, dix-huit grains de sulfate de quinine dans quinze onces de mucilage de salep avant quatre heures d'après-midi. Mais vers les onze heures du soir, retour de la fièvre et des symptômes cérébraux, état apoplectique complet, hoquet, pupille dilatée, etc. Il meurt le lendemain à sept heures du matin.

10.ᵉ *cas, guéri.*

Marie, fille de François Thomas, ouvrière, âgée de 20 ans, d'une constitution nerveuse, se plaint, dans la matinée du 15 août 1832, de malaise, de perte d'appétit, de vertiges, de soif, d'une douleur sourde au bas-ventre, d'un sentiment d'ardeur et de plénitude à l'estomac, etc. Vers le soir, elle est prise de plusieurs selles et vomissemens séreux, semblables à une décoction de riz, d'un refroidissement des extrémités et de légères crampes dans les mollets, et se sent tomber dans une espèce d'anéantissement ; elle réclame mes soins pendant que je visite son père : sa figure est blême et défaite, ses yeux sont ternes, enfoncés et entourés d'un cercle bleuâtre, son pouls petit et lent, sa langue pâle, etc.; bain de pieds fortement sinapisé, frictions sèches à la colonne vertébrale et aux extrémités, cataplasme émollient sur le ventre, potion d'une infusion de fleurs de sureau avec deux onces de rob et une once et demie d'esprit de Mindererus, diète absolue, eau d'orge en boisson, et on la couvre chaudement. Quelques heures après, réaction très-forte, suivie d'une sueur copieuse ; cessation de la douleur abdominale, des vomissemens et des selles, amélioration remarquable.

Le 16, état entièrement satisfaisant, la sécrétion urinaire se rétablit, l'appétit se fait sentir, mais je ne permets à la malade de prendre que du lait mêlé d'eau d'orge.

Le 17, convalescence assurée, et deux jours après, rétablissement parfait.

Les médicamens que j'ai prescrits pour Marie ainsi que pour son père, ont été fournis gratuitement par M. le pharmacien Van Eeckhoven. Je me fais un véritable plaisir de mentionner ici honorablement ce philantrope pour les preuves multipliées qu'il a données de sa bienfaisance à plusieurs personnes indigentes, affectées du choléra, auxquelles je consacrais mes soins.

11.e cas, guéri.

L'épouse Leonse, âgée d'environ cinquante-cinq ans, d'une grande irritabilité nerveuse et d'une complexion maladive, rue des apôtres n.º 1553, éprouve inopinément, le 16 août 1832, vers les six heures du matin, de fortes douleurs dans le ventre avec des selles et des vomissemens séreux, ressemblant à une décoction de riz, puis des spasmes dans les extrémités, qui deviennent froides et glacées. Je la visite vers midi ; elle est dans la seconde période ; frictions ammoniacales camphrées sur les extrémités et sur la colonne vertébrale, cataplasmes chauds , émolliens sur le ventre et sinapisés aux jambes, potion d'une infusion de fleurs de sureau avec deux onces de rob et une once et demie d'esprit de Mindererus , préparée chez M. le pharmacien Van Hoebroeck, diète absolue et eau d'orge en boisson, sont les moyens auxquels j'ai recours, en recommandant , en même temps, de couvrir chaudement la malade A cinq heures du soir, chaleur universelle, sueur légère, pouls relevé , cessation des coliques , des vomissemens , des selles et des crampes. Vers les onze heures , elle retombe dans l'affaissement, une sueur froide couvre le corps, les extrémités sont glacées , le pouls imperceptible , le prognostic devient alarmant ; je la fais frictionner de nouveau avec de l'esprit de vin camphré et de l'ammoniaque , je fais envelopper ses extrémités de cataplasmes sinapisés et lui prescris une potion d'eau de fleurs d'orange avec deux gros de succinate d'ammoniaque. Une forte réaction se manifeste vers les trois heures du matin, une sueur chaude coule bientôt en abondance, et les symptômes morbifiques s'amendent comme par enchantement.

Le 17 , amélioration marquante ; la sécrétion urinaire se rétablit ; potion mucilagineuse.

Le 18 et le 19, elle va de mieux en mieux; elle prend de l'eau d'orge vineuse en boisson, et de temps en temps quelques cuillerées de gelée de veau. Le 20 , sa convalescence est assurée; on lui donne à des reprises fréquentes un peu de sagou au bouillon de veau et quelques cuillerées de vin pur. Elle est revenue à son état ordinaire.

12ᵉ *cas, guéri.*

Pierre François Bollinckx , ouvrier , âgé de 35 ans , d'une constitution sèche et nerveuse , à la porte des béguines n° 2092 , ressent , le 16 août 1832 , un malaise général , un violent mal de tête , des étourdissemens , du trouble dans la vue , des tintemens d'oreilles , de la soif , des envies de vomir et des frisonnemens entremêlés de bouffées de chaleur. Le lendemain vers midi , il est pris de douleurs abdominales et de déjections aqueuses par haut et par bas , semblables à une décoction de riz , des crampes se manifestent dans les membres , la tête et les extrémités se refroidissent, la voix s'éteint et devient sépulcrale , les urines sont supprimées , la soif est ardente , etc. Je le vois à trois heures après midi ; la colique , les déjections et les crampes continuent , les traits de la physionomie sont décomposés et grippés , les yeux caves et entre-ouverts , les membres glacés , bleuâtres et marbrés , le pouls nul , la langue froide et blanchâtre , la respiration lente et entre-coupée , la peau de la paume des mains froncée et comme bouillie , etc. ; frictions alcoholiques, cataplasmes chauds de farine de lin sur le ventre et sinapisés aux jambes , potion d'une once et demie d'esprit de Mindererus , deux onces de rob et quatre onces d'infusion de sureau , préparée chez M. le pharmacien de Jonghe , diète absolue et eau d'orge en boisson , tels sont les moyens que je prescris, en faisant envelopper le malade de plusieurs couvertures de laine. A peine a-t-il pris sa potion que la réaction s'opère franchement , et bientôt la transpiration est très-abondante ; les symptômes morbifiques disparaissent successivement.

Le 18 , les déjections ont cessé , la physionomie du malade reprend son expression naturelle et annonce le changement le plus favorable ; l'excrétion des urines se fait ; potion mucilagineuse.

Le 19, convalescence, et le 25 , retour à la santé.

13.e cas , guéri.

M.lle J. Vets , marché de Saint-Jacques n° 1619 , âgée de 22 ans, d'un tempérament nerveux , est atteinte , dans la nuit du 17 au 18 août 1832, de coliques , de selles et de vomissemens très-fréquens et semblables à une décoction de riz. Elle réclame de suite mes soins , parce que, peu de temps auparavant, il y avait eu dans la même maison une personne attaquée du choléra, que j'avais traitée et guérie. Je visite M.lle Vets à six heures du matin ; les traits de la face sont altérés, les yeux ternes, retirés dans les orbites et entourés d'un cercle bleuâtre, la voix éteinte et rauque , les extrémités froides , le pouls petit et lent, la langue blanchâtre et froide, la soif très-forte, etc.; frictions sèches, bain de pieds sinapisé , cataplasme chaud de farine de lin sur l'abdomen, la malade est enveloppée de plusieurs couvertures de laine, potion d'une once et demie d'esprit de Mindererus , deux onces de rob et quatre onces d'infusion de sureau, préparée chez M. le pharmacien Beyle, diète absolue, eau d'orge en boisson. Quelques heures après, forte réaction, la sueur ne

tarde pas à couler copieusement, les symptômes
morbifiques diminuent à vue d'œil et se dissipent bientôt entièrement. Les mucilagineux et un régime doux,
observé exactement , ont promptement consolidé la
convalescence et amené la guérison.

14.ᵉ cas, *guéri.*

Marie Caroline Katerels, ouvrière , âgée de 45 ans ,
d'une constitution assez forte, sect. 3 n° 2015, affectée,
le 15 août 1832, d'une céphalalgie intense, accompagnée
de vertiges, de bourdonnement d'oreille, d'envies de vomir
et d'une grande soif, éprouve, dans la matinée du lendemain, des coliques, des tiraillemens spasmodiques dans les
membres , des selles liquides et de nombreux vomissemens, aqueux et analogues à une décoction d'avoine ;
la face est pâle et grippée , les yeux sont abattus,
enfoncés et environnés d'un cercle livide, la voix
rauque, la peau froide, la langue blanchâtre, le pouls
faible et lent, les urines supprimées, etc. Je la visite à
onze heures du matin ; bain de pieds fortement sinapisé,
frictions sèches sur la colonne épinière , cataplasme
chaud de farine de lin sur le ventre, infusion de fleurs
de sureau avec une once et demie d'esprit de Mindererus, préparée chez M. le pharmacien Van Hoebroeck,
diète absolue, eau d'orge en boisson ; la malade est
chaudement couverte. Il se manifeste, au bout de
quelques heures, une réaction très-forte, bientôt une
bonne sueur couvre le corps, et les symptômes morbifiques disparaissent.

Le 17, l'amélioration se prononce de plus en plus ;

le 18 , convalescence assurée ; le 22 , rétablissement parfait.

15.e *cas* , *guéri*.

Madame Smeyers , âgée d'environ quarante ans, d'une constitution assez robuste , rue du couvent n.º 2327 , affectée depuis huit jours d'une légère diarrhée bilieuse, vient me consulter le 16 août 1832. Je n'observe chez elle rien d'extraordinaire , sinon qu'un certain affaissement et le pouls plus lent que dans l'état normal ; je lui prescris une décoction de salep avec le sirop diacod et lui recommande une diète sévère.

Le 17 , dans l'après-midi , elle éprouve de fréquentes déjections aqueuses par haut et par bas, ressemblant à une décoction d'avoine , après avoir rendu ce qu'elle avait pris depuis le matin. Je remarque chez elle , vers les sept heures du soir, les symptômes suivans : affaissement considérable , anxiété extrême , membres froids , bleuâtres et marbrés , spasmes dans les doigts , pouls presque insensible , paume des mains ridée et comme macérée , langue pâle , froide et tremblotante , enrouement de la voix, vomissemens continuels d'une matière séreuse , trouble et blanchâtre ; les traits de la face sont altérés , les yeux enfoncés et entourés d'un cercle livide ; la soif est très-forte ; l'excrétion urinaire ne se fait pas ; etc. Frictions excitantes , cataplasmes chauds de farine de lin sur le ventre et sinapisés aux jambes , potion de quatre onces d'infusion de sureau avec du rob de sureau et une once et demie d'esprit de Mindererus ; diète absolue , eau d'orge en boisson ; la malade est couverte

10

chaudement. Vers les onze heures, la réaction se fait, bientôt une sueur copieuse couvre le corps, et les principaux symptômes morbifiques disparaissent comme par enchantement.

Le 18, amélioration de plus en plus manifeste; potion mucilagineuse.

Le 19, convalescence, et le 25, guérison assurée.

16.ᵉ cas, *choléra sec, guéri.*

Thérèse Van Sprenger, ouvrière, âgée de 36 ans, d'un tempérament sanguin et d'une constitution forte, ruelle dite : allée des cygnes (ruelle étroite, habitée par des pauvres, et où le choléra a beaucoup régné), après avoir éprouvé, pendant quelques jours, une légère diarrhée avec des tranchées par intervalles, mange des fruits, le 18 août 1832, et dans la nuit du 18 au 19, elle se plaint d'une douleur déchirante dans l'abdomen, accompagnée d'envies continuelles de vomir et d'aller à la garde robe ; mais il-paraît que le spasme est tellement fort qu'aucune déjection ne peut avoir lieu. Cette douleur dure environ une heure, cesse tout-à-coup, et la malade tombe, selon le rapport de sa famille, dans des syncopes, dans un entier anéantissement, donnant à peine quelque signe de vie. Voici les symptômes que j'observe chez elle à quatre heures du matin : toute la surface du corps est livide, la figure profondément altérée, les yeux sont fixes et enfoncés, la pupille dilatée, la tête et les membres d'un froid glacial, le ventre tendu et gonflé, la langue froide et d'un gris cendré, la paume des mains et la plante des pieds froncées et comme bouillies, le pouls nul, les battemens du cœur lents et à peu près imperceptibles, la respiration suffocative, aphonie presque complète, etc. ; elle est dans un véritable état d'asphyxie. Après lui avoir fait frotter, avec de l'esprit de vin chauffé, le dos et les membres, je la fais envelopper de plusieurs couvertures de laine et de cruches d'eau chaude ; on lui couvre les extrémités inférieures de cataplasmes fortement sinapisés et très-chauds, et le ventre d'un cataplasme émollient ; on lui applique un lavement d'eau de son avec du miel sans effet, et on lui administre de quart d'heure en quart d'heure une cuillerée d'une potion de quatre onces d'infusion de camomille, une once et de demie d'esprit de Mindererus et deux onces de rob de sureau, préparée chez M. le pharmacien Schewyck. Deux à trois heures après, le corps se réchauffe, la réaction ne tarde pas à être très-vive ; alors la malade commence à se plaindre de nouveau des plus horribles douleurs au ventre, en même temps surviennent des contractions spasmodiques dans les membres et une soif inextinguible. Je lui fais faire une large saignée au bras et appliquer à l'épigastre une vingtaine de sangsues, qui produisent une forte évacuation sanguine ; je lui prescris une potion de mucilage de salep avec du sirop de guimauve, et de l'eau d'orge en boisson. Le soir vers les dix heures, elle se trouve mieux, la douleur abdominale et les contractions spasmodiques sont disparues ; la langue est rouge à ses bords, mais plate et large ; la respiration accélérée, mais égale ; la peau plus chaude que dans l'état normal, mais moite ; la voix plus forte, mais encore rauque ; le pouls fréquent , petit et déprimé ; la malade accuse une douleur , assez forte par intervalles , à la région du cœur , sur laquelle je fais appliquer quinze sangsues , dont les piqûres ont saigné jusqu'à mon arrivée du lendemain , à cinq heures du matin.

Le 20 , calme parfait , douce transpiration ; l'état de la malade est tellement amélioré que je peux à peine en croire mes yeux , l'ayant vue la veille dans un danger si grave : elle ne ressent plus aucune douleur quelconque , la physionomie a repris son expression , la chaleur de la peau est naturelle et la couleur revient , le pouls est relevé , la sécrétion urinaire se rétablit , la soif a cessé , enfin tout annonce qu'elle entre en convalescence ; les mucilagineux et la diète sont continués.

Le 21 , elle va de mieux en mieux ; l'appétit se fait sentir ; je lui permets de mêler un peu de lait à l'eau d'orge.

Le 22, la convalescence se consolide; la malade prend de temps en temps un peu de bouillon de veau avec du sagou.

Le 23 , le 24 et le 25 , son alimentation est peu à peu renforcée; le 29, je l'ai déclarée guérie. Elle a conservé , pendant long-temps , une douleur sourde dans les membres.

17.e *cas , guéri.*

Catherine Verhaert , ouvrière , âgée de 48 ans, d'une constitution faible et nerveuse , marché aux bœufs n° 845 (place affligée par le choléra) , éprouve , dans la matinée du 21 août 1832 , perte d'appétit , malaise vague , sentiment de défaillance dans le ventre , puis des coliques, des selles et des vomissemens fréquens d'une nature séreuse, flocconeuse et blanchâtre, des contractions spasmodiques dans les membres, une soif ardente, etc. Je la visite vers les deux heures après midi; les yeux sont ternes, enfoncés et entourés d'un cercle livide, la face décomposée, grippée et exprimant une grande anxiété, le pouls faible et lent, la respiration gênée et profonde, la voix rauque, le ventre tendu, les urines supprimées, etc. Frictions sèches, cataplasmes chauds de farine de lin sur le ventre et sinapisés aux jambes, infusion de fleurs de sureau avec deux onces de rob de sureau et une once et demie d'esprit de Mindererus, préparée chez M. le pharmacien Schewyck; diète absolue, décoction d'orge en boisson; la malade est couverte chaudement. Je la revois vers les huit heures du soir; amélioration remarquable, le corps est couvert d'une sueur chaude et tellement copieuse qu'elle perce le matelas.

Le 22, disparition des symptômes morbifiques; le 23, convalescence; le 26, guérison.

18ᵉ *cas, guéri.*

Thésère Wittelaer, ouvrière, âgée de 24 ans, d'une constitution assez forte, rue de la boutique n° 871 (l'une des rues où le choléra a le plus sévi), est affectée, le 21 août 1832 vers midi, de coliques, de crampes dans les membres, de selles et de vomissemens aqueux, très-fréquens et de la couleur d'une décoction de riz, après avoir souffert, pendant deux jours, d'une céphalalgie intense, de vertiges, d'éblouissemens, de perte d'appétit, de soif et de borborygmes. Mes soins sont aussitôt réclamés ; en la visitant vers les deux heures , je remarque chez elle les symptômes suivans : déjections cholériques, pâleur extrême de la peau, anxiété, pouls petit et accéléré , respiration difficile , voix rauque , traits de la face grippés , yeux ternes , caves et entourés d'un cercle bleuâtre , langue froide et blanchâtre , les mains et la figure froides au toucher , grand affaissement , etc. Frictions sèches , cataplasmes chauds de farine de lin sur le ventre et sinapisés aux jambes, infusion de fleurs de sureau avec du rob de sureau et une once et demie d'esprit de Mindererus , préparée chez M. le pharmacien Beyle; diète absolue , eau d'orge en boisson ; la malade est chaudement enveloppée de couvertures de laine. Vers les sept heures du soir, je la trouve en pleine réaction , et vers les neuf heures, la sueur coule copieusement ; les douleurs abdominales , les spasmes , les vomissemens et les selles ont cessé , le pouls est relevé , la respiration presque naturelle, etc.

Le 22 , état entièrement satisfaisant , rétablissement de la sécrétion urinaire ; potion mucilagineuse.

Le 23, elle est en pleine convalescence , et le 27, guérie.

19.ᵉ *cas , guéri.*

Jeanne Catherine Verhoeven , âgée de 24 ans, d'une constitution robuste , nourrice à la maison de M. Bollinckx, poids de fer n° 1003 , après s'être plainte , le 21 août 1832 , d'un grand mal de tête , accompagné de malaise général , de tintemens d'oreille , de vertiges , d'obscurcissement de la vue, d'anorexie, de nausées, de soif, d'un sentiment de défaillance et d'ardeur dans l'estomac , est prise , le lendemain dans la matinée , de tranchées dans le ventre , de selles aqueuses , très-fréquentes et analogues à une décoction de riz, et d'une couple de vomissemens de la même nature. Je visite aussitôt la malade; son pouls est petit et très-lent , la langue couverte d'un enduit muqueux blanchâtre , la physionomie pâle , décomposée et grippée , la respiration embarrassée , la voix enrouée, la chaleur de la peau diminuée , les yeux sont éteints et retirés, elle est dans un état d'indolence et éprouve une grande soif, quelques tiraillemens spasmodiques dans les membres , une anxiété comprimée , etc. Je lui fais prendre un bain de pieds sinapisé et en même temps frotter à sec le dos, puis on la couvre chaudement et on lui enveloppe l'abdomen d'un cataplasme émollient; je lui prescris une potion de quatre onces d'infusion de fleurs de sureau, d'une once et demie d'esprit de Mindererus et de deux onces de rob de sureau , préparée chez M. le pharmacien Verbeuken ; la diète absolue et de la décoction d'orge en boisson. La réaction se fait franchement au bout de quelques heures et amène un grand amendement.

Le 22 , état satisfaisant , la sécrétion urinaire se rétablit : il ne reste plus qu'une légère irritation gastro-intestinale , que la diète et les mucilagineux font bientôt disparaître.

Le 23 , elle est en pleine convalescence , et prend alternativemeut un peu de bouillon de veau avec du sagou et un peu de lait.

Le 24, le 25 et le 26, l'alimentation est graduellement renforcée.

Le 27 , le rétablissement est assuré.

20.ᵉ *cas , terminé par la mort.*

Madame veuve Symans , âgée de 53 ans , d'un
tempérament nerveux et d'une constitution débile et
affaiblie par de longs chagrins, rempart de Sainte-
Cathérine n° 233 , après avoir été affectée , depuis
plusieurs jours , d'une légère diarrhée , fait une promenade fatigante , le 19 août 1832 , et prend , en
rentrant le soir chez elle , quelques verres de vin et
de la bière pour calmer la soif dont elle est tourmentée.
Dans la matinée du lendemain , elle ressent de petites
coliques, vomit tout ce qu'elle avait pris à son déjeûner,
et les évacuations alvines vont en augmentant Vers
midi , à ma première visite auprès de la malade , elle
est encore debout ; la physionomie est pâle , les traits
sont altérés , les yeux ternes et retirés, la langue plate
et large , couverte d'un enduit blanchâtre et sans aucune
rougeur à ses bords , le pouls petit et fréquent , la
peau d'une chaleur à peu près naturelle , les déjections
blanchâtres et flocconeuses ; elle se plaint d'une céphalalgie intense , d'une soif très-vive et d'une tension
douloureuse à la région précordiale. Je lui fais prendre
un bain de pieds irritant pendant qu'on frictionne à sec
la colonne vertébrale, ensuite elle est enveloppée chaudement ; on lui couvre l'abdomen d'un cataplasme
émollient et les jambes de cataplasmes sinapisés ;
je lui prescris une diète sévère, de l'eau d'orge en boisson et une potion de quatre onces d'infusion de sureau
et d'une once et demie d'esprit de Mindercrus, préparée
chez M. le pharmacien Molyn ; mais elle se refuse

à la prendre. Dans l'après-midi , surviennent quelques vomissemens et de nombreuses selles d'une nature aqueuse ; la maladie marche avec tant de rapidité à son entier développement que lorsque vers les huit heures du soir , je revois madame Symans, elle est déjà dans un état complet de cyanose : son corps est glacé et d'un teint cadavéreux , la peau livide et marbrée , le pouls imperceptible , la voix presque éteinte , la respiration faible , lente et parfois entrecoupée de profonds soupirs , etc. Le mécontentement que je lui témoigne de son indocilité et les vives instances de ses enfans , la déterminent à faire usage de la potion mentionnée. Je recommande de lui frotter la surface du corps avec de l'esprit de vin camphré et de l'ammoniaque, de lui couvrir de cataplames sinapisés les extrémités inférieures et le dos , et de lui appliquer une chaleur convenable au moyen de couvertures de laine et de cruches d'eau chaude. Vers une heure du matin , le corps commence à se réchauffer.

Le 21 , à six heures du matin, au lieu de trouver la malade dans une réaction favorable , je remarque chez elle une fièvre de mauvais caractère : la peau est sèche et brûlante , le pouls petit et très-fréquent , la respiration difficile et accélérée ; elle se plaint d'une forte douleur au ventre et d'une soif dévorante ; elle continue d'avoir un grand nombre de selles , qui ressemblent à un lait de chaux ; on lui applique à l'épigastre douze sangsues , dont les piqûres ont saigné plusieurs heures de suite. Elle prend, pendant la journée, d'heure en heure une cuillerée à bouche de mucilage de salep avec du sirop de guimauve.

Le 22, à quatre heures du matin, il y a de l'amélioration : la peau est d'une douce moiteur, le pouls moins fréquent, la voix plus distincte, la respiration plus facile, la soif diminuée; la douleur abdominale n'existe plus; la malade vient d'uriner, mais a eu plusieurs nouvelles selles dans la nuit. Mucilage de salep avec du sirop de diacod. Dans la soirée, mouvement fébrile : la malade est très-alterée, la figure devient rouge et animée, le pouls donne 92 pulsations par minute ; application du froid sur la tête. Je la revois à minuit; plus de soif, plus de rougeur à la face, plus de déjections, la peau est moite, la chaleur à peu près naturelle, l'excrétion urinaire a lieu, l'état de madame Symans paraît favorable.

Le 23, au matin, aucun changement défavorable; mais à midi retour de la fièvre. A quatre heures, la face est rouge, la conjonctive fortement injectée de sang, la peau aride et brûlante, le pouls très-accéléré, la soif vive ; la malade est dans un état soporeux, ne faisant que rêvasser, témoignant une grande indifférence sur sa position quand on lui adresse la parole, se croyant toujours avec son mari, décédé depuis quelques années; application de quinze sangsues au cou, renouvellement du froid sur la tête, sinapismes aux pieds. Les piqûres des sangsues ont saigné pendant six heures.

Le 24, au matin, même état que la veille avant midi ; potion mucilagineuse, et comme la malade n'avait plus été à la garde-robe depuis le 22 au soir, on lui applique un lavement d'une décoction de son avec du miel, qui lui procure une selle jaunâtre et l'excrétion d'urine. Dans la soirée, elle retombe dans le même état où je l'avais vue le jour précédent à quatre heures après midi ; nouvelle application de sangsues au cou et aux tempes , froid sur la tête et sinapismes aux pieds. A minuit, léger amendement.

Le 25 , à six heures du matin , la situation de la malade est alarmante : il y a exaspération fébrile, hoquet, délire taciturne , l'affection cérébrale est augmentée, la langue sèche et fuligineuse. Vers midi , elle tombe dans un état complet de stupeur , la sensibilité paraît éteinte, le pouls est absent, la tête et les membres sont froids , et une sueur visqueuse couvre le corps ; des frictions ammoniacales , des cataplasmes sinapisés, une potion d'eau de fleurs d'orange et d'esprit de corne de cerf succiné, des lavemens irritans pour reveiller l'action vitale et dériver sur le gros intestin, tout cela est employé sans le moindre effet. La malade reste dans la même position jusqu'au lendemain , sept heures du soir , lorsque la mort, précédée du râle, est venue l'enlever.

21.e cas , guéri.

Mlle Marie Symans , âgée d'environ 20 ans , d'une constitution nerveuse , fille de la malade qui fait le sujet de l'observation précédente , éprouve tout-à-coup , le 22 août 1832 , les symptômes qui caractérisent la première période du choléra. Elle réclame mes soins immédiatement. Une pâleur extrême , l'altération de ses traits, l'enfoncement subit de ses yeux, devenus ternes, l'affaiblissement de sa voix, la lenteur de son pouls , la diminution progressive de la chaleur de ses membres, une grande anxiété, une ardeur au centre

épigastrique, une soif vive, des tranchées et des **déjections**
sont les principaux phénomènes. Un bain de pieds
irritant, des frictions sèches sur la colonne vertébrale,
un cataplasme émollient sur l'abdomen et l'emploi d'une
potion d'une once et demie d'esprit de Mindererus dans
une infusion de fleurs de sureau, préparée chez M. le
pharmacien Van Peborgh, provoquent promptement
la réaction, une sueur très-copieuse et la cessation des
symptômes morbifiques. Le 24, la malade est en pleine
convalescence, mais d'une grande faiblesse ; elle prend
un peu de bouillon de veau et quelques cuillerées de
vin ; je lui prescris une potion d'eau de fleurs
d'orange avec un gros d'extrait de ratanhia. Le 30, elle
est entièrement rétablie.

22ᵉ cas, guéri.

Charlotte Van Pelt, âgée de huit ans, d'une constitution assez forte, longue-rue-neuve n° 17, atteinte
d'une diarrhée, depuis deux à trois jours, lorsque,
dans l'après-midi du 23 août 1832, elle mange beaucoup de pruneaux, et dans la nuit suivante, le choléra
éclate chez elle avec violence, en s'annonçant par des
coliques, des contractions spasmodiques et par des
vomissemens aqueux, analogues à une décoction de riz.
Je vois l'enfant à huit heures du matin ; état d'asphyxie
et de cyanose : les parens vivement attristés attendent,
d'un instant à l'autre, le dernier soupir de charlotte.
Frictions ammoniacales c amphrées, cataplasmes émolliens sur l'abdomen et sinapisés aux extrémités inférieures, potion d'une once et demie d'esprit de Mindererus,

deux onces de rob de sureau et trois onces d'eau , préparée chez M. le pharmacien Schewyck , et à prendre
une cuillerée à bouche de quart d'heure en quart d'heure,
voilà ce que je prescris en recommandant d'envelopper
chaudement la petite malade de couvertures de laine.
Elle semble sortir de son état comateux à chaque cuillerée qu'on lui fait avaler de sa potion. Dès qu'elle en
avait pris à peu près la moitié, les déjections disparaissent, le corps, tout froid d'abord , se réchauffe ,
le pouls se fait apercevoir de nouveau , charlotte est
un peu plus animée et articule d'une voix faible et
rauque quelques mots. A midi , elle est dans une forte
réaction ; les cataplasmes sont enlevés ; on ne lui
donne que de l'eau d'orge en boisson. A quatre heures
après midi , congestion cérébrale très-forte, assoupissement profond , état apoplectique, résultant de la vive
réaction , peau brûlante et sèche , figure gonflée et
livide , yeux très-injectés de sang et tournés en haut ;
application de huit sangsues aux apophyses mastoïdes.
Après que les piqûres ont saigné une couple d'heures ,
la sueur devient générale et très-abondante, l'enfant
commence à se ranimer , et l'état de stupeur se dissipe
visiblement. Sur les neuf heures du soir , les parens,
ne pouvant arrêter le sang et effrayés de la quantité
qu'il en perd, font demander leur chirurgien, M. le docteur
Baguet, qui juge convenable de ne fermer les piqûres
que deux heures après : il agit sagement , car lorsque
dans le choléra il survient, pendant une vive réaction ,
de fortes congestions cérébrales, il faut faire couler le
sang assez copieusement , et pratiquer les émissions
sanguines à temps, avant que ces congestions n'aient

jeté le cerveau dans un état d'inertie ou n'y aient fait naître quelque lésion organique.

Charlotte a été sauvée par la perte de sang qu'elle a éprouvée. Le 25, à six heures du matin, le changement favorable, survenu dans sa position, est étonnant : il n'y a plus aucune apparence de stupeur , la physionomie a repris à peu près son expression naturelle , la voix est distincte, le pouls relevé malgré le sang qu'elle a perdu , la lividité de la peau s'est dissipée , les urines viennent de couler, etc. Une diète sévère est continuée, et l'enfant prend d'heure en heure une cuillerée de mucilage de gomme arabique avec du sirop de guimauve.

Le 26 et le 27, l'enfant va de mieux en mieux ; la convalescence n'est plus douteuse.

Le 28, on commence à lui donner un peu de bouillon de veau avec du sagou. Le 29 et le 30, son alimentation est légèrement augmentée. Le 6 septembre , Charlotte, parfaitement rétablie, sort pour faire une promenade.

23.ᵉ cas , guéri.

Albert Van Pelt, âgé de six ans, frère de Charlotte, commence à éprouver , le 24 août 1832 , au moment où je visite sa sœur, les symptômes de la période d'invasion du choléra. Bain de pieds sinapisé, cataplasme émollient sur le ventre , une once d'esprit de Mindererus dans trois onces d'infusion de fleurs de sureau, diète absolue, eau d'orge pour boisson , et l'enfant est enveloppé de plusieurs couvertures de laine , voilà les moyens employés. La réaction se manifeste promptement : le pouls d'abord petit et lent , se relève ; la sueur devient copieuse ; les yeux de ternes et retirés qu'ils étaient reviennent à leur état normal ; les douleurs abdominales, les déjections, la soif, enfin tous les symptômes morbifiques ont cessé au bout de douze heures de temps.

Le 25, continuation d'une diète sévère : on ne lui donne que du lait coupé d'eau d'orge.

Le 26, convalescence assurée. Un régime doux et aproprié à l'état de l'enfant l'a bientôt ramené à la santé.

24.e cas, guéri.

Marie Anne Bornenville, âgée de huit ans, d'une constitution débile, enfant d'un ouvrier, rue de paradis n° 1880, (rue affligée par le choléra), est attaquée, dans l'après-midi du 22 août 1832, après avoir été bien portante la veille, de vives coliques, de convulsions, de fréquens vomissemens, de selles d'une nature séreuse et d'une couleur blanchâtre, de crampes dans les membres, etc. Sur les six heures du soir, je vois la petite malade, déjà parvenue à la période algide avec cyanose : elle est dans un état de stupeur, dans un sommeil léthargique dont on peut à peine la réveiller, elle ne témoigne plus aucune douleur tant la sensibilité a été profondément atteinte, elle ne répond à aucune question qu'on lui adresse, ses selles sont involontaires, etc. Quoique le haut degré de gravité où je la trouve, ne semble laisser aucun espoir, je lui fais frotter, dans ma présence, toute la surface du corps avec un morceau de flanelle chauffé et imbibé d'ammoniaque et d'esprit de vin ; puis elle est enveloppée chaudement de couvertures de laine ; on lui couvre les jambes de cataplasmes sinapisés et le ventre d'un cataplasme émollient, et on lui administre de quart d'heure en quart d'heure une demi-cuillerée d'une potion d'une once d'esprit de Mindererus , de deux onces de rob de sureau et d'un peu d'eau, préparée par M. le pharmacien Schewyck. Je retourne chez elle plusieurs fois dans la nuit. Vers minuit, les déjections ont cessé, la chaleur commence à se répandre aux extrémités, le pouls se fait sentir faiblement et la respiration paraît moins difficile. A deux heures du matin , la réaction se développe vivement ; toute la surface du corps devient d'une rougeur écarlate ; bientôt la sueur est des plus copieuses ; l'enfant , tourmenté d'une soif extrême , demande sans cesse d'une voix faible et sourde à boire de l'eau froide. On ne lui donne que de la décoction d'orge.

Le 23 , le changement d'amélioration inattendu me surprend agréablement : presque tous les symptômes morbifiques sont disparus ; la sécrétion urinaire se rétablit ; le corps est couvert d'une éruption semblable à des taches de rougeole , preuve que l'action vitale est revenue à la périphérie et que le sang, concentré vers l'intérieur pendant le développement de la maladie, a repris son cours naturel ; elle ne prend qu'une potion mucilagineuse et de l'eau d'orge pour boisson.

Le 24, état moins favorable : le pouls est accéléré, la peau sèche et un peu brûlante, les yeux légèrement injectés ; application du froid sur la tête au moyen de compresses trempées dans de l'eau et du vinaigre , diète absolue et eau d'orge pour boisson.

Le 25 et le 26, elle va de mieux en mieux.

Le 27 , convalescence assurée , et le 4 septembre , rétablissement parfait.

25.ᵉ *cas , guéri.*

Isabelle Troyens, âgée de quatre ans, fille de Hubert, ouvrier, allée des cygnes , éprouve , dans la nuit du 21 au 22 août 1832 , une soif ardente , de fortes douleurs au ventre , des crampes dans les membres , de nombreux vomissemens aqueux , semblables à une décoction d'avoine, des selles fréquentes de la même nature , etc. Les parens recourent à mes soins , vers les quatre heures après midi, lorsque la maladie est arrivée à son entier déve-loppement (a). Je me rends sans aucun délai auprès de l'en-fant. Par l'emploi de frictions camphrées, de cataplasmes émolliens sur le ventre , de cataplasmes sinapisés aux extrémités inférieures , de la potion d'infusion de fleurs de sureau et d'esprit de Mindererus , préparée chez M. le pharmacien Schewyck , la petite malade , après avoir gagné une bonne réaction , succédée d'une douce moiteur , se trouve le lendemain dans un état favorable : disparition presque complète des symptômes morbi-fiques ; continuation de la diète absolue et de l'eau d'orge pour boisson jusqu'au 25.

Le 25 et le 26 , la convalescence se consolide de plus

(a) Dans la classe des indigens, les secours de l'art n'étaient ordinairement demandés que lorsque la maladie avait atteint son plus haut période; alors on cherchait à la fois le prêtre et le médecin. Ce retard déplorable provenait de ce que le choléra débute souvent par des symptômes peu graves en apparence , de l'indifférence , compagne de la misère , ou de la crainte de déranger le médecin.

en plus ; on donne à l'enfant alternativement un peu de bouillon de veau et un peu de bouillie.

Le 1 septembre, la guérison est parfaite.

26.ᵉ *cas, guéri.*

Jean Troyens, frère d'Isabelle, âgé de seize ans, ouvrier, d'une constitution forte, allée des cygnes, est pris, dans l'après-midi du 24 août 1832, de coliques, d'une soif ardente, de vomissemens et d'évacuations alvines ; ces déjections vont en augmentant vers minuit et sont bientôt accompagnées de crampes très-douloureuses dans les membres. Le lendemain vers les six heures du matin, la mère, voyant le danger imminent où se trouve son fils, accourt chez moi, et je le vois immédiatement. Il est dans un état comateux et dans un grand affaissement ; la tête et les extrémités sont froides et glacées, la peau d'une pâleur mortelle et légèrement marbrée de livide, les yeux ternes, caves, tournés en haut, cachés à moitié sous la paupière supérieure et entourés d'un cercle violacé, la pupille dilatée, la figure profondément altérée et hideuse, la langue froide et blanche, le pouls nul, la respiration lente, tantôt petite, tantôt abdominale, la peau des mains et de la plante des pieds froncée et comme bouillie, les selles continuelles, involontaires et semblables à une décoction de riz grumelée, la voix sépulcrale, les urines supprimées, etc. Frictions camphrées, cataplasmes chauds de farine de lin sur le ventre et sinapisés aux jambes, potion de quatre onces d'infusion de fleurs de camomille avec deux onces de rob de sureau et une once et demie d'esprit de Mindererus, préparée chez M. le pharmacien Schewyck, diète absolue, décoction d'orge pour boisson, tels sont les moyens que j'employe, en faisant couvrir chaudement le malade. A peine a-t-il terminé sa potion, qu'il se ranime, que les déjections diminuent et que la réaction se montre. A trois heures après midi, l'amendement est remarquable : la chaleur du corps est universelle, la peau d'une douce moiteur, le pouls relevé, les évacuations et l'assoupissement cessent : ce qui me plaît d'autant plus que lorsque, pendant la réaction, les selles s'arrêtent et que le malade reste ou tombe dans un état comateux, c'est un présage très-défavorable.

Le 26, l'amélioration se soutient ; je ne prescris aucun médicament ; le malade ne prend que de l'eau d'orge pour boisson.

Le 27, au matin, sa mère me rapporte qu'il a bien uriné, mais qu'il a plusieurs selles liquides d'une couleur jaunâtre, qui semblent l'affaiblir. Comme je ne remarque aucun signe d'inflammation aiguë et que la chaleur de la peau est naturelle, je lui fais administrer par cuillerées quatre onces de mucilage de salep avec deux grains d'extrait aqueux d'opium et une once de sirop de pavots blancs.

Le 28, la diarrhée a cessé ; l'expression seule de la physionomie annonce le retour prochain de la santé.

Le 29, il est en pleine convalescence ; il prend quelques cuillerées de sagou au lait.

Le 30, son alimentation est légèrement augmetée ; je lui accorde un peu de café au lait, puisque j'ai généralement observé que, pendant la convalescence,

le café est une boisson salutaire, que l'estomac supporte
bien , et qui relève les forces de cet organe.

Le 5 septembre , jean Troyens , entièrement rétabli,
reprend son travail.

27ᵉ *cas, guéri.*

J. C. Tolhuisen, femme Verstraten, âgée de 35 ans,
ouvrière , d'une constitution forte, enceinte de quatre
mois, allée des cygnes, commence à se plaindre, le
24 août 1832 , de légères coliques et à éprouver plusieurs évacuations alvines , après avoir souffert ,
pendant deux à trois jours , de grands maux de tête ,
d'étourdissemens et de trouble dans la vue ; elle ne
demande aucun secours de l'art , attribuant son indisposition à sa grossesse. Mais le 26 vers midi , elle
tombe dans des lipothymies, qui se répètent à chaque
instant ; de fréquens vomissemens séreux, semblables à une décoction d'avoine, se joignent à ses évacuations alvines ; la douleur abdominale accroît bientôt ;
des crampes tourmentent cruellement la malade ; sa
soif est extrême; elle dit qu'un feu interne la consume ; la
voix devient sépulcrale et se perd presque totalement ;
les yeux se retirent dans les orbites et s'entourent
d'un cercle livide , les traits de la figure s'altèrent
tellement qu'elle est d'un aspect effrayant ; elle se sent
étouffée et fait d'horribles contorsions; etc. Mes soins
sont réclamés à trois heures après midi ; je m'y rends
immédiatement. Je la trouve dans la seconde période :
le pouls est absent, la langue d'un gris cendré, la peau
des mains et de la plante des pieds froncée et comme

bouillie ; la figure et les extrémités, d'un froid glacial , signalent déjà le commencement de la cyanose. Je fais pratiquer des frictions ammoniacales camphrées , envelopper la malade chaudement de couvertures de laine, couvrir les extrémités inférieures de cataplasmes sinapisés et le ventre d'un cataplasme émollient ; je prescris une potion de quatre onces d'infusion de fleurs de sureau avec deux onces de rob de sureau et une once et demie d'esprit de Mindererus, préparée chez M. le pharmacien Schewyck ; diète absolue , décoction d'orge pour boisson. A sept heures du soir , je retourne chez la femme Verstraten avec M. le docteur Baguet, que j'avais prié de m'accompagner, parce que sa présence pouvait devenir nécessaire en cas d'avortement, et que sa philantropie m'était connue ; la réaction commence à s'opérer, mais faiblement. Comme la potion est prise, je la fais répéter , et un large sinapisme est appliqué sur la colonne vertébrale. A onze heures , aucun changement ; répétition de la même potion.

Le 27 , à quatre heures du matin , je trouve la malade dans une forte réaction : les spasmes , les vomissemens et les selles ont cessé ; l'habitude du corps est animée et annonce qu'il y a un mieux sensible dans son état ; mais le pouls est petit et déprimé , la peau sèche ; elle se plaint à tout moment d'une douleur au ventre et retombe aussitôt dans un léger assoupissement, que j'attribue au retentissement de l'irritation gastrointestinale sur le cerveau. Je lui fais appliquer à l'abdomen quinze sangsues , dont les piqûres ont saigné quatre à cinq heures. A deux heures après midi , je revois la malade ; le pouls est régulier et plus développé,

la douleur abdominale diminuée considérablement ,
l'assoupissement dissipé, la peau moite , etc. ; potion
mucilagineuse.

Le 28 , état satisfaisant ; la sécrétion urinaire se
rétablit.

Le 29, au matin , même état ; mais dans l'après-
midi se sentant toumentée de la faim , elle mange, à
mon insu , du pain d'épice , d'où résultent une constriction très-douloureuse à l'estomac , une toux sèche
et spasmodique, plusieurs vomissemens et évacuations
alvines, séreux et d'une couleur jaunâtre ; je lui fais
appliquer un cataplasme chaud de feuilles de mauve
sur l'abdomen et des sinapismes aux jambes ; je lui
prescris , outre une diète sévère , une potion de trois
onces d'eau de fleurs d'orange , deux grains d'extrait
aqueux d'opium et trois gros d'eau de laurier-cérise.

Le 3o, à quatre heures du matin , je la trouve dans
une situation favorable ; la surface du corps est couverte
d'une éruption analogue à celle de la rougeole ; elle a
fort bien uriné et n'a plus eu de selles ni de vomissemens depuis minuit ; mais la douleur à l'estomac ,
quoique diminuée , persiste et s'étend à la région du
cœur. Je fais répéter la potion d'eau de fleurs d'orange
avec l'extrait aqueux d'opium et l'eau de laurier-cérise,
et frotter légèrement la région précordiale avec de
l'extrait de stramoine.

Le 31, la malade va de mieux en mieux ; l'appétit
se fait sentir ; elle ne reçoit que du lait coupé d'eau
d'orge. Lorsque , dans le choléra, la convalescence
commence à s'établir , le médecin ne saurait être trop
attentif à ce que le malade n'use pas trop tôt

d'alimens : l'estomac, devenu d'une grande irritabilité, doit être scrupuleusement ménagé.

Le 1 septembre, la malade est en pleine convalescence; elle prend de temps en temps et alternativement quelques cuillerées de gelée de veau, de sagou au lait et un peu de café.

Son estomac est devenu tellement sensible que, pendant long-temps, l'alimentation a dû être dirigée avec le plus grand soin. Le 15 septembre, elle est rétablie, mais se plaignant toujours de maux d'estomac après l'ingestion des alimens, quelque faciles qu'ils soient à digérer.

28.ᵉ *cas, guéri.*

Catherine Troyens, âgée de six ans, fille de Hubert, d'une constitution très-débile, allée des cygnes, commence à être affectée, dans la matinée du 28 août 1832, de coliques, de déjections par haut et par bas, bientôt suivies de crampes dans les membres; symptômes qui vont en augmentant dans l'après-midi. La mère se rend à ma maison vers les huit heures du soir; mais étant absent je n'ai vu son enfant que deux heures après. Je remarque chez Catherine les phénomènes suivans : affaissement extrême, froid glacial de la tête et des extrémités, peau de la paume des mains ridée et comme macérée, face décomposée, yeux retirés dans les orbites et entourés d'un cercle livide, pouls presque imperceptible, langue pâle, mais large et propre, assoupissement, contractions spasmodiques dans les membres, etc.; elle exprime de temps en temps, par des cris faibles et proférés d'une voix éteinte , la douleur qu'elle ressent dans l'abdomen , vomit par intervalles une matière séreuse , ressemblant à une décoction d'avoine , et éprouve des évacuations alvines de la même nature. Peu d'instans avant mon arrivée, la mère , craignant de voir la petite malade succomber d'un moment à l'autre , accourt désespérée chez M. le pharmacien Schewyck, en le suppliant d'aller avec elle et de chercher à sauver la vie de son enfant. M. Schewyck, voyant que le danger réclame de porter du secours avec la plus grande célérité, et ayant été souvent témoin de mes succès obtenus du traitement indiqué dans *ma Notice sur le choléra*, publiée par les journaux, conseille de frotter l'enfant avec de l'esprit de vin chauffé , de lui couvrir le ventre d'un cataplasme chaud de farine de lin et les jambes de cataplasmes chauds et sinapisés, et lui prépare de suite une potion de trois onces d'infusion de fleurs de sureau avec deux onces de rob de sureau et une once d'esprit de Mindererus, pour en prendre une cuillerée de demi-heure en demi-heure. Je ne peux qu'approuver les moyens recommandés par M. Schewyck, et j'engage la mère à couvrir chaudement son enfant *(a)*.

(a) Cette mère , réduite à la dernière indigence , a fait un trait de dévouement maternel qui mérite d'être rapporté : ayant déjà deux de ses enfans alités par suite du choléra , elle n'avait plus de quoi couvrir la fille qui venait de gagner la maladie. A cause de son affreux dénuement, j'employais ainsi que M. le docteur Baguet , qui m'accompagnait , tous les moyens de persuasion pour la déterminer à faire transporter cette troisième malade à l'hôpital. *Jamais*, disait-elle, *je me séparerai de mes enfans.* Après que nous l'eûmes quittée , elle se coucha à côté de sa petite Catherine pour la réchauffer, en la tenant étroitement serrée dans ses bras ; et lorsque le lendemain, à trois heures du matin, je revins auprès de son enfant, elle se levait en s'écriant avec joie et une espèce de triomphe: *ma pauvre fille va mieux , elle est toute chaude ; vous la sauverez, monsieur , aussi bien que vous avez sauvé mes autres enfans , et je prierai toute ma vie pour vous.* Cette bonne mère , malgré sa misère et toutes ses fatigues, n'a pas contracté la maladie.

A trois heures du matin , elle est en pleine réaction; les crampes , les coliques et les déjections ont cessé. Elle ne prend que de l'eau d'orge en boisson.

Le 29, amélioration notable : le pouls est relevé , la chaleur du corps universelle.

Le 30 , au matin , j'apprends que la petite malade a eu, dans la nuit, plusieurs selles liquides et blanchâtres ; mais pour le reste, son état est assez satisfaisant ; je lui prescris une diète sévère et quatre onces de mucilage de salep avec une once de sirop de diacode.

Le 31 , la diarrhée est arrêtée; la sécrétion urinaire s'est rétablie : la malade a beaucoup uriné la nuit; il ne se montre plus aucun symptôme capable de troubler mon espoir de la sauver.

Le 1 septembre , elle va de mieux en mieux.

Le 2, la convalescence n'est plus douteuse. Le 7 , guérison parfaite.

29.º *cas , guéri.*

Madame veuve Shaw , âgée d'environ 55 ans, d'une constitution assez forte , rue des arquebusiers nº 1267, est prise , dans l'après-midi du 28 août 1832 , d'un grand affaissement, de coliques , d'un engourdissement général, de tiraillemens spasmodiques dans les membres, d'une forte soif, de vomissemens aqueux, analogues à une décoction d'avoine , et de plusieurs selles de la même nature, après avoir éprouvé, la veille, des maux de tête, des éblouissemens, des tintemens d'oreille, un malaise vague, des nausées et un sentiment de vacuité dans l'abdomen. Je la visite à cinq heures après midi ; elle offre les symptômes suivans : altération des traits de la face , yeux caves , membres refroidis , pouls petit, vibrant et à peine sensible , voix affaiblie , déjections cholériques, etc. Frictions sèches, application de cataplasmes émolliens sur le ventre et sinapisés aux jambes , potion d'une once et demie d'esprit de Mindererus avec deux onces de rob et quatre onces d'infusion de fleurs de sureau , préparée chez M. le pharmacien Van Hoebroek ; diète absolue , eau d'orge pour boisson ; la malade est couverte chaudement. A dix heures du soir , réaction , suivie d'une sueur copieuse ; disparition presque immédiate des coliques et des déjections : amélioration remarquable.

Le 29 , cessation des symptômes morbifiques, rétablissement de la sécrétion urinaire ; *décoctum petri foresti* en boisson.

Le 30, elle entre en convalescence, mais elle est d'une grande faiblesse. Une potion composée d'eau de menthe crépuë , d'extrait de saule et de sirop d'écorce d'orange , et un régime doux et légèrement fortifiant la ramènent à la santé.

30.ᵉ cas, *terminé par la mort.*

M. Corneille Pierre Paul Goossens , agent d'affaires , âgé de 59 ans , d'une constitution forte , rue des tonneliers n° 262 , prédisposé à l'apoplexie , ressent tout-à-coup , le 1 septembre 1832 , vers les dix heures du matin , des défaillances à l'estomac, des tournoiemens de tête et un malaise vague , gagne de légères lipothymies, qui se répètent à tout moment, et tombe dans un certain affaissement. Je vois le malade vers midi ; il est encore debout ; les traits de la figure sont décomposés, les yeux ternes et enfoncés, la langue légèrement chargée d'un enduit muqueux blanchâtre et sans aucun autre changement, la tête et les mains froides au toucher, le pouls ralenti, très-petit et vibrant, la voix affaiblie ; le malade ne se plaint que de soif, d'éblouissemens et d'une faiblesse dans le ventre : il n'a ni vomissemens, ni selles, ni coliques, ni contractions spasmodiques dans les membres. A peine l'ai-je examiné qu'il lui survient une syncope, qui dure environ dix minutes : elle est d'une telle force qu'on croit que la vie va s'éteindre. Aussitôt il y a absence du pouls, froid glacial de la tête et des extrémités, la voix s'affaisse et devient bientôt toute rauque : la seconde période s'établit avec une rapidité étonnante. J'ai recours aux moyens suivans : frictions camphrées ammoniacales sur la surface dorsale et les extrémités, application de cataplasmes chauds de farine de lin sur le ventre et sinapisés aux jambes, potion de quatre onces d'infusion de fleurs de sureau avec deux onces de rob de sureau et une once et demie d'esprit de Mindererus, préparée chez M. le pharmacien F. Willems ; le malade est enveloppé de plusieurs couvertures de laine et prend de la décoction d'orge pour boisson. Je le revois à deux heures après midi ; il est dans la cyanose et vient d'avoir deux vomissemens séreux, analogues à une décoction d'avoine ; mais le corps commence à se réchauffer faiblement ; le pouls se fait sentir à l'artère radiale : il est extrêmement petit et intermittent. A quatre heures, réaction, agissant vivement sur le cerveau.; la situation du malade est très-sinistre : il est dans un état apoplectique, né d'une forte congestion cérébrale ; la respiration est suspirieuse et suffocative, le pouls accéléré et très-irrégulier, la tête couverte d'une sueur froide et visqueuse, la mort paraît très-proche. Dans cette position désespérée, et voyant que le malade ne peut résister plus long-temps à la congestion cérébrale, je n'ose pas hésiter, bien que la réaction ne soit pas complète, à tenter la saignée dans le but de dégorger le cerveau. M. le chirurgien Cruls, malgré tous ses efforts, ne peut obtenir qu'à peu près cinq onces de sang. Le sang est noir et épais comme du sirop. Vers les six heures, on m'adjoint comme consultant M. le docteur Célarier, praticien éclairé et qui exerce l'art de guérir avec distinction à Anvers. Observant que l'action vitale s'éteint de plus en plus, par suite de l'inertie cérébrale, et qu'une sueur froide et visqueuse se répand sur le corps, nous convenons de faire couvrir de cataplasmes sinapisés le dos et les extrémités supérieures et inférieures du malade et de continuer à lui administrer l'esprit de Mindererus, dont M. Célarier avait vu les bons effets, non-seulement sur plusieurs de mes malades, atteints du choléra, auprès desquels je l'avais conduit, mais également dans sa propre pratique, où il l'employait avec beaucoup de succès depuis que je lui avais fait part de mes premières observations sur l'usage favorable que je faisais de ce remède contre cette affreuse maladie.

M. Goossens est décédé, à neuf heures du soir, le même jour de la manifestation de sa maladie ; à laquelle on peut donner le nom de *choléra apoplectique.*

3i.ᵉ *cas , guéri.*

Jean de Potter , ouvrier, âgé de 32 ans , d'une constitution robuste , rue du paradis n° 1876 , commence à éprouver , dans la nuit du 1 au 2 septembre 1832 , de violentes coliques , des vomissemens séreux, semblables à une décoction d'avoine , des contractions spasmodiques dans les membres , etc. Je le vois , le 2 , à sept heures du matin ; les traits de la figure sont très-altérés , les yeux ternes , creux et entourés d'un cercle livide , la voix rauque , la langue froide et légèrement chargée d'un enduit blanchâtre , le pouls petit , lent et irrégulier ; il y a rétention d'urine , oppressions et resserrement à la région épigastrique , etc. La colonne vertébrale et les extrémités sont frottées à sec avec un morceau de flanelle chauffé ; on applique des cataplasmes chauds de farine de lin sur le ventre et sina-pisés aux jambes ; le malade est enveloppé de plusieurs couvertures de laine, prend , chaque demi-heure , une cuillerée d'une potion de quatre onces d'infusion de fleurs de sureau, deux onces de rob de sureau et une once et demie d'esprit de Mindererus, préparée chez M. le pharmacien Schewyck, est soumis à une diète absolue et boit de l'eau d'orge pour calmer la soif. Vers midi , je le trouve dans une bonne réaction , suivie d'une sueur copieuse, et tous les symptômes morbifiques sont bientôt enlevés comme par enchantement.

Le 3 , j'apprends que l'excrétion urinaire a reparu dans la nuit passée ; l'amélioration devient de plus en plus évidente ; *decoctum petri foresti* en boisson.

Le 4, il est en pleine convalescence. Le 5, il commence à prendre du bouillon de veau et de la bouillie en petite quantité. Le 6, son alimentation est légèrement augmentée ; mais le 7, il gagne une fièvre intermittente tierce, dont il est promptement rétabli.

32.ᵉ *cas, guéri.*

Louis Joseph Laenen, maître-tailleur, agé de 33 ans, d'une constitution assez robuste, rue de S.ᵗ-Jacques n° 1485, se plaignant, le 2 septembre 1832, d'anorexie, de maux de tête, de vertiges et d'un malaise général, est pris, dans la matinée du lendemain, de vives coliques, de fréquentes déjections séreuses, troubles et blanchâtres, par haut et par bas, de tiraillemens douloureux dans les membres, d'un excessif accablement, d'une grande anxiété, etc. Je le vois sur le midi ; affaissement extrême, enfoncement des yeux, voix éteinte, pouls petit, lent et irrégulier, abaissement sensible dans la température de la peau, urines supprimées, soif intense, etc. Frictions sèches, cataplasmes émolliens sur le ventre et sinapisés aux jambes, potion de quatre onces d'infusion de fleurs de sureau, deux onces de rob de sureau et une once et demie d'esprit de Mindererus, préparée chez M. le pharmacien Schewyck ; diète absolue, eau d'orge pour boisson ; le malade est chaudement couvert. Trois heures après, réaction assez vive, suivie promptement d'une sueur abondante, qui a duré jusqu'au lendemain ; cessation à peu près immédiate des symptômes morbifiques.

Le 4 et le 5, l'excrétion urinaire se fait de nouveau

et l'appétit revient ; *decoctum petri foresti* en boisson. Le 6, convalescence, et le 9, parfaite guérison.

33ᵉ *cas, guéri.*

Thérèse Van de Velde, âgée de quatre ans, enfant de Jean, ouvrier, allée des cygnes, est affectée, dans la nuit du 2 au 3 septembre 1832, de coliques, d'une soif dévorante, de crampes dans les membres, de uombreux vomissemens séreux, analogues à une décoction d'avoine, de plusieurs selles de la même nature, etc. Appelé, vers les cinq heures du matin, je me rends immédiatement auprès de la petite malade, qui offre les symptômes suivans : aspect cadavéreux, assoupissement profond, yeux enfoncés, fixes et entre-ouverts, pupille dilatée, face creuse et plombée, extrémités bleuâtres et marbrées, corps froid et glacé hormis le bas-ventre, absence du pouls, respiration lente et profonde, peau de la paume des mains froncée, déjections cholériques et involontaires, etc. frictions alcoholiques, cataplasmes chauds de farine de lin sur le ventre et sinapisés aux jambes, application d'une chaleur convenable au corps, potion de trois onces d'infusion de fleurs de sureau avec deux onces de rob de sureau et une once d'esprit de Mindererus, préparée à la pharmacie des pauvres ; diète absolue, eau d'orge pour boisson. Sur les onze heures, je remarque que le pouls se fait sentir faiblement ; elle commence à se réchauffer et paraît un peu plus animée. A trois heures après midi, je la trouve en pleine réaction ; elle n'éprouve plus ni crampes ni évacuations alvines ; mais elle se plaint d'une grande soif et vomit parfois la boisson qu'on lui donne. Je la revois sur les dix heures du soir ; le mieux survenu dans son état, depuis le matin, est surprenant.

Le 4, en la revoyant à cinq heures du matin, j'apprends que l'excrétion urinaire a eu lieu dans la nuit; je vois avec une vive satisfaction que l'état de la petite malade continue à être favorable. Rien que du mucilage de gomme arabique avec du sirop de guimauve.

Le 5 et le 6, elle va de mieux en mieux.

Le 7, convalescence, et le 12, guérison parfaite.

34.ᵉ *cas, guéri.*

Barbe Bornenville, âgée de trois ans, d'une complexion cachectique et atteinte d'une affection scrophuleuse, rue du paradis n° 1880, (quartier affligé par le choléra), sœur de Marie Anne qui fait le sujet de la 24ᵉ observation, éprouve, le 3 septembre 1832, des coliques, des crampes dans les membres, de nombreuses déjections par haut et par bas, d'un aspect semblable à une décoction de riz. Mes soins ne sont réclamés que vers les neuf heures du soir, lorsqu'elle est déjà arrivée à la période algide avec cyanose. Cette fille scrophuleuse, affaiblie par une maladie qu'elle venait de faire et parvenue à un aussi haut degré de gravité, me laisse peu d'espoir de la sauver. Je la soumets au même traitement que j'ai suivi dans le cas précédent. La réaction s'opère, pendant la nuit, et les symptômes morbifiques disparaissent promptement.

Le 4, état favorable; mucilage de gomme arabique avec du sirop de guimauve. Vers le soir, l'excrétion urinaire reparaît. Le 5 et le 6 , le mieux se manifeste de plus en plus.

Le 7 , convalescence assurée , et le 10, l'enfant est guérie du choléra; mais l'affection scrophuleuse menace ses jours.

35ᵉ *cas, guéri.*

Thérèse Wouters , ouvrière , âgée de 33 ans , d'une constitution assez forte, allée des cygnes , après avoir enduré , pendant deux à trois jours , une violente céphalalgie, alternant avec un sentiment de défaillance à l'estomac , éprouve , dans la nuit du 2 au 3 septembre 1832 , des tranchées dans le ventre , surtout une sensibilité douloureuse au creux de l'estomac , un engourdissement général , des tiraillemens dans les membres et des déjections séreuses , troubles et blanchâtres , par haut et par bas. Je la visite à six heures du matin ; les traits de la figure sont retirés et grippés, les yeux ternes, enfoncés et entourés d'un cercle livide, le pouls petit, faible et inégal , la voix rauque, l'appétit nul , la langue pâle ; la malade est dans un grand affaissement , se plaignant de soif , d'une contraction spasmodique et d'une ardeur insupportable à l'estomac, etc. Je fais pratiquer des frictions sèches sur le dos et les membres , appliquer un cataplasme chaud de farine de lin sur l'abdomen, des cataplasmes chauds et sinapisés aux jambes et couvrir chaudement la malade , en lui prescrivant la diète absolue , l'eau d'orge pour boisson et une potion de quatre onces d'infusion de fleurs de sureau avec deux onces de rob de sureau et une once et demie d'esprit de Mindererus, préparée à la pharmacie des pauvres. Sur le midi, réaction très-prononcée, suivie d'une sueur générale et extrêmement copieuse vers les quatre heures; tous les symptômes morbifiques ne tardent pas à se dissiper.

Le 4, amélioration notable ; retour de l'évacuation urinaire ; mucilage de gomme arabique avec du sirop de guimauve; eau d'orge mêlée de lait pour boisson.

Le 5, elle est en convalescence; mais elle gagne à la suite du choléra une fièvre intermittente tierce, dont elle est bientôt guérie.

36.ᵉ *cas, choléra sec, guéri.*

Marie de Vos, épouse de Van den Dries, horloger, âgée de 43 ans, d'une constitution nerveuse et valétudinaire, rue sale n° 1497, après avoir ressenti, pendant deux à trois jours, des vertiges, un obscurcissement de la vue, une pesanteur douloureuse dans la tête, un défaut d'appétit, une soif plus ou moins forte, un malaise général et quelques selles liquides, est prise, dans la journée du 6 septembre 1832, de coliques, d'un mouvement extraordinaire dans le ventre, d'une anxiété extrême, d'un sentiment de suffocation, d'envies continuelles de vomir et d'aller à la garde-robe, sans pouvoir rien rendre malgré tous ses efforts, etc. Lorsque je la visite vers le soir, j'observe chez elle les symptômes suivans : affaissement considérable, oppressions et angoisses terribles, face creuse et grippée, yeux enfoncés et environnés d'un cercle violacé, extrémités froides et marbrées de livide, tête couverte d'une sueur froide et visqueuse, pouls absent, mouvemens convulsifs dans les membres, paume des mains froncée et comme bouillie, soif intense, etc. Je fais sur le champ exercer des frictions alcoholiques sur le dos et les extrémités, appliquer un cataplasme chaud de farine de lin sur le ventre, des cataplasmes chauds et sinapisés aux jambes, et envelopper chaudement la malade, en lui prescrivant une infusion de fleurs de sureau avec du rob de sureau et une once et demie d'esprit de Mindererus, préparée chez M. le pharmacien Beyle ; la diète absolue et l'eau d'orge pour boisson. Cinq à six heures après, la réaction commence à s'opérer fortement, et bientôt le corps est couvert d'une sueur chaude et copieuse ; la position de la malade s'améliore sensiblement.

Le 7, état très-satisfaisant : la sécrétion urinaire se rétablit ; le corps se couvre d'une éruption analogue à des taches de rougeole. Rien que le *decoctum petri foresti* en boisson.

Le 8 et le 9, elle va de mieux en mieux. Le 10 et le 11, la convalescence se consolide de plus en plus, et quelques jours après, la guérison est assurée.

37.e cas, *choléra apoplectique, guéri.*

Jean Baptiste Jean, garçon-tonnelier, âgé de 34 ans, d'une constitution sanguine et robuste, montagne des corneilles n° 796, (quartier affligé par le choléra), éprouve subitement, le 6 septembre 1832, vers les onze heures du matin, quelques vomissemens séreux et blanchâtres, des crampes dans les jambes et des coliques qui vont en augmentant d'une manière effrayante. Je vois le malade sur le midi ; il est dans un état d'asphyxie , ayant perdu toute connaissance et n'exprimant plus aucune douleur malgré les horribles contractions spasmodiques qui se font observer , par intervalles , dans les membres ; la face profondément altérée et cholérique offre un aspect hideux ; la couleur de la peau est plombée et cadavéreuse , la voix éteinte , le pouls presque insensible , etc. Voyant le malade sur le point de succomber par la concentration du sang au cerveau, et comme la chaleur de la peau est encore assez prononcée pour espérer que le sang coulerait, j'ordonne de pratiquer sans aucun délai une forte saignée , qui me semble indispensable pour l'arracher à la mort. M. Dullière , chirurgien de garde à l'hôpital militaire , situé dans le voisinage , est aussitôt appelé , arrive en toute hâte et ouvre largement la veine céphalique. Le sang coule difficilement, surtout dans le premier moment : il est noir comme de l'encre et épais comme de l'huile. Après avoir obtenu environ trente onces de sang , sa liquidité et sa couleur deviennent naturelles , et la piqûre est fermée. A la suite de cette évacuation sanguine , le cerveau devient libre ; les facultés intellectuelles reprenent leur exercice ; le pouls se fait sentir fortement; la sensibilité se réveille ; mais le malade éprouve de nouveau plusieurs vomissemens aqueux , ressemblant à une décoction d'avoine. Frictions alcoholiques , cataplasme chaud de farine de lin sur le ventre , cataplasmes chauds et sinapisés aux jambes , application de la chaleur au corps , potion de quatre onces d'infusion de fleurs de sureau , deux onces de rob de sureau et une once et demie d'esprit de Mindererus , préparée chez

M. le pharmacien Beyle ; diète absolue , eau d'orge en boisson. A quatre heures après midi , réaction assez forte , amendement notable : le malade ne se plaint que d'une soif très-vive. A huit heures , il est dans une transpiration abondante.

Le 7 , à six heures du matin , l'amélioration continue : le pouls est relevé ; la physionomie revient à son expression naturelle ; la voix, quoiqu'encore rauque , est plus distincte ; la sueur est tellement copieuse , depuis la nuit , qu'elle perce le matelas. Rien que le *décoctum pétri foresti* en boisson. La sécrétion des urines se rétablit dans la journée.

Le 8 , cessation des symptômes morbifiques.

Le 9 , convalescence ; il se plaint de faim ; on lui donne du lait coupé d'eau d'orge. Le 10 , il commence à prendre un peu de bouillon de veau et d'arrow-root cuit dans du lait. Le 15 , guérison parfaite.

38.e *cas , guéri.*

Isabelle Pot, ouvrière, d'une constitution assez forte , âgée de 36 ans, allée des cygnes, offre , dans la matinée du 7 septembre 1832 , les symptômes qui caractérisent la première période du choléra. Elle réclame aussitôt mes soins. Frictions sèches , application de la chaleur au corps, cataplasme chaud de farine de lin sur le ventre , cataplasmes sinapisés aux jambes, infusion de fleurs de sureau avec deux onces de rob de sureau et une once et demie d'esprit de Mindererus , préparée à la pharmacie des pauvres ; diète absolue, décoction d'orge pour boisson. Quatre à cinq heures après , réaction franche et complète , suivie d'une transpiration abondante ; les symptômes morbifiques disparaissent successivement.

Le 8, elle va de mieux en mieux ; rétablissement de la sécrétion urinaire ; mucilage de gomme arabique avec du sirop de guimauve.

Le 9 , convalescence assurée , et le 12 , guérison parfaite.

39.e *cas , guéri.*

Elisabeth Van Wint, ouvrière , âgée de 46 ans, d'une constitution nerveuse et usée, longue rue de mai, allée du diable, lieu habité par la plus affreuse misère, éprouve inopinément, dans la matinée du 8 septembre 1832, un grand accablement, des envies continuelles de vomir , des tranchées très-douloureuses dans le ventre et de nombreuses évacuations alvines d'une sérosité blanchâtre et flocconeuse. Mes soins sont réclamés vers le soir ; je la visite immédiatement. L'altération de la figure , l'enfoncement des yeux , le refroidissement des extrémités , la chute du pouls , la raucité de la voix , la nature des déjections , la suppression des urines , les spasmes dans les membres, l'affaissement de la malade , etc. dénotent que j'ai à combattre une atteinte de choléra. Frictions sèches, cataplasme chaud de farine de lin sur le ventre, cataplasmes chauds et sinapisés aux jambes, potion d'une once et demie d'esprit de Mindererus avec deux onces de rob et quatre onces d'infusion de fleurs de sureau , préparée à la pharmacie des pauvres ; diète absolue, eau d'orge pour boisson , ce sont les moyens que je fais mettre en usage, en recommandant de couvrir chaudement la malade. Une réaction franche ne tarde pas à avoir lieu. Une sueur chaude et copieuse coule toute la nuit. Dans la journée du 9, il n'existe déjà presque plus de traces de la maladie; potion mucilagineuse.

Le 11, convalescence non-douteuse, et le 16, guérison assurée.

40.ᵉ *cas, guéri.*

Henri Van Houten, marchand-épicier, âgé d'environ quarante ans, d'une constitution robuste, à la porte de Borgerhout n° 2085, en rentrant chez lui, le 8 septembre 1832, vers les six heures du soir, d'une promenade fatigante qu'il a faite à la campagne pour voir sa mère, qui venait de perdre une de ses filles par suite du choléra, est pris subitement d'un malaise général, de défaillances, d'éblouissemens, d'un sentiment de faiblesse extrême, d'étouffemens considérables, de coliques, de nausées, de fréquentes évacuations alvines, séreuses et analogues à une décoction d'avoine, de tiraillemens douloureux dans les membres, etc. Sa femme, rétablie depuis peu du choléra et effrayée de voir son mari en butte à la même maladie, à laquelle sa sœur venait de succomber, accourt de suite toute consternée chez moi pour solliciter mes soins. Ayant été absent, je ne vois le malade que deux à trois heures après; alors la tête et les extrémités sont refroidies, la physionomie d'un teint terreux, fortement décomposée et grippée, les yeux éteints, caves et entourés d'un cercle livide, la pupille dilatée, la voix affaissée et sépulcrale, le pouls très-petit, lent, irrégulier et disparaissant parfois entièrement, la peau de la paume des mains ridée et comme macérée ; il éprouve une soif ardente, de vives anxiétés, etc. Frictions camphrées, cataplasme chaud de farine de lin sur le ventre, cataplasmes sinapisés aux jambes ; le malade est couvert chaudement ; je lui prescris une potion d'une once et demie d'esprit de Mindererus avec deux onces de rob et quatre onces d'infusion de fleurs de sureau, préparée chez M. le pharmacien Schewyck ; diète absolue, eau d'orge en boisson. A minuit, la réaction commence à s'opérer avec force ; la douleur abdominale, les crampes et les déjections disparaissent : un mieux sensible se fait observer dans l'état du malade ; trois heures après, la transpiration est des plus abondantes.

Le 9, état entièrement satisfaisant ; la sueur continue à couler en grande abondance ; l'excrétion urinaire a lieu ; *decoctum petri foresti* en boisson.

Le 10, le malade entre en convalescence ; l'appétit se fait sentir ; rien que du lait coupé d'eau d'orge.

Le 11, état normal de toutes les fonctions ; je lui accorde un peu de sagou au bouillon de veau ; et les jours suivans, on augmente peu à peu ses alimens.

Le 15 ; il est tout-à-fait guéri.

41.e cas, terminé par la mort.

Catherine Keteleers, épouse de Ley, âgée de 61 ans, meirsteeg n° 1251, d'une constitution cachectique, affaiblie par des chagrins et des privations, atteinte depuis plusieurs années d'une gastro-entérite chronique, et sujette à des diarrhées , éprouve , dans la nuit du 7 au 8 septembre 1832, des douleurs sourdes dans les membres , des crampes aux mollets, des vomissemens séreux , semblables à une décoction de riz , et de fréquentes évacuations alvines de la même nature, etc. Je la visite vers les sept heures du matin. Son mari me dit qu'une de ses filles vient de mourir du choléra. Je remarque chez sa femme les phénomènes suivans : état de stupeur , physionomie décomposée et creuse, yeux fortement retirés dans les orbites , lividité de la peau , extrémités froides , tête couverte d'une sueur froide et visqueuse , pouls très-ralenti et presque insensible , langue pâle, voix rauque, respiration lente et profonde, déjections cholériques, etc. L'état avancé de la maladie, la détérioration antérieure de la santé de cette personne et son âge rendent le pronostic très-fâcheux. Frictions d'ammoniaque étendue d'alcohol, cataplasme chaud de farine de lin sur le ventre , cataplasmes chauds et sinapisés aux jambes, application de la chaleur au corps, potion d'une infusion de fleurs de sureau avec deux onces de rob de sureau et une once et demie d'esprit de Mindererus , préparée chez M. le pharmacien Van Hoebroeck. Comme elle témoigne une grande aversion pour l'eau d'orge , on lui donne du thé en boisson. A midi, je n'observe aucun autre changement qu'une légère chaleur qui se répand aux extrémités. La potion est prise. Dans le but d'accélérer la réaction, je fais couvrir le dos d'un cataplasme chaud fortement sinapisé et prescris encore une once d'esprit de Mindererus. A huit heures du soir, réaction très-forte , mais la peau est sans aucune moiteur ; le pouls est très-petit et très-accéléré ; les vomissemens ont diminué ; les selles continuent à être fréquentes ; la malade se plaint d'une soif extrême et d'une ardeur très-douloureuse à l'estomac ; application de huit sangsues à l'épigastre. Les piqûres saignent pendant trois heures.

Le 9, à sept heures du matin , je trouve la malade dans la même situation , sauf que la douleur à l'estomac a cessé ; je ne prescris que de l'eau de riz en boisson. Je revois la malade à midi ; les nombreuses déjections paraissant l'affaiblir considérablement , la chaleur de la peau étant beaucoup diminuée et le pouls moins fréquent, je lui fais administrer des lavemens de mucilage de salep et, toutes les heures, une cuillerée de trois onces de mucilage de gomme arabique avec un grain d'extrait aqueux d'opium et une once de sirop de diacode. Dans la soirée , son état semble plus favorable ; depuis midi, elle n'a plus eu que deux selles, qui sont d'une couleur verdâtre.

Le 10, à sept heures du matin, même état ; la malade est dans une douce transpiration ; continuation des mêmes remèdes. Dans la soirée, on me rapporte qu'elle vient d'uriner, et que, depuis neuf heures du matin, elle n'a eu que trois selles , d'une couleur jaunâtre.

Le 11 , au matin , il y a léger assoupissement ; le pouls donne 88 pulsations par minute , la peau est sèche , mais la chaleur à peu près naturelle ; on me rapporte que dans la nuit la malade a très-bien uriné et n'a plus eu que deux selles jaunâtres ; prescription de quelques onces de mucilage de gomme arabique avec du sirop de guimauve ; eau de riz en boisson. A cinq

heures du soir, assoupissement profond, délire taciturne,
mouvement fébrile très-fort, face rouge, congestion
cérébrale manifeste ; application de six sangsues au cou,
et dont on fait saigner les piqûres pendant quelques
heures ; application de cataplasmes chauds aux jambes
et du froid sur la tête.

Le 12, au matin, la face est pâle, le pouls tombé,
la chaleur de la peau à peu près naturelle, l'excitation
a fait place à un grand affaissement, et l'assoupissement
est augmenté ; sinapismes ambulans aux extrémités,
potion d'une infusion de fleurs d'arnique avec quinze
grains de camphre et une once d'esprit de Mindererus.
A deux heures après midi, état apoplectique, déglutition nulle, serrement des mâchoires, pouls filiforme
et intermittent, râle, sueur froide et visqueuse, agonie,
mort vers les dix heures du soir.

42.ᶜ cas, guéri.

Jean Baptiste De Ley, fils de Catherine Keteleers,
âgé de 26 ans, d'une constitution sèche et maigre,
après s'être beaucoup fatigué, pendant deux jours, en
soignant sa mère, est, le 10 septembre 1832, dans la
période d'invasion du choléra, ayant éprouvé la veille
des tranchées dans le ventre et des évacuations alvines
séreuses. Frictions sèches, cataplasme chaud de farine
de lin sur le ventre, cataplasmes chauds et sinapisés aux
jambes, application de la chaleur au corps, une once
et demie d'esprit de Mindererus dans une infusion de
fleurs de sureau, diète absolue, eau d'orge pour
boisson. La réaction s'opère avec promptitude, et le
malade sue copieusement pendant vingt-quatre heures,

au bout de quel temps il entre en convalescence. Mais la convalescence a été longue, ainsi que cela se fait souvent observer lorsque la maladie est arrêtée dans la première période.

43ᵉ *cas, guéri.*

Marie Anne Van den Berghe, âgée de sept ans, d'une constitution débile, fille d'une ouvrière, allée des cygnes, est prise, dans la matinée du 8 septembre 1832, vers les six heures, de vives coliques, de nombreuses déjections par haut et par bas, semblables à une décoction d'avoine et de crampes dans les membres. La mère m'appelle vers le soir, lorsqu'elle voit son enfant dans un état cadavérisé. Je remarque une profonde altération des traits de la figure avec enfoncement des yeux, qui seule indique la présence du choléra: la tête et les membres sont froids et marbrés de livide, le pouls nul, la voix presque entièrement éteinte, point d'évacuation urinaire, etc. Frictions alcoholiques, cataplasme chaud de farine de lin sur le ventre, cataplasmes chauds et sinapisés aux extrémités inférieures et dans le dos, potion de quatre onces d'infusion de fleurs de sureau, une once d'esprit de Mindererus et une once de rob de sureau, préparée à la pharmacie des pauvres, diète absolue, eau d'orge en boisson, ce sont les moyens que je prescris en faisant couvrir chaudement la petite malade. Au bout de trois à quatre heures, la réaction se manifeste ; plus de crampes, plus de vomissemens, et diminution des selles.

Le 9, à cinq heures du matin, la réaction continue,

les déjections ont cessé ; les traits de la face sont beaucoup moins altérés ; le pouls est développé ; il y a un mieux notable dans l'état de l'enfant, qui ne se plaint que d'une grande soif ; je ne prescris que le *decoctum petri foresti* en boisson. Sueur abondante dans la journée.

Le 10, état assez satisfaisant, l'excrétion urinaire se fait de nouveau ; la chaleur de la peau est à peu près naturelle ; la soif ne se fait plus sentir ; l'enfant semble éprouver une douleur spasmodique à l'estomac, dont l'irritabilité est telle qu'elle rend chaquefois la boisson qu'on lui donne ; je lui fais appliquer un vésicatoire dans le dos et administrer par demi-cuillerées une potion d'eau de fleurs d'orange avec un grain d'extrait aqueux d'opium et deux gros d'eau de lauriercérise.

Le 11, il ne reste que de la faiblesse ; la malade commence à prendre un peu de bouillon de veau et du café.

Le 12, convalescence assurée ; l'enfant prend un peu de sagou au bouillon de veau avec quelques cuillerées de vin, et l'on augmente ses alimens par degrés les jours suivans. Le 17, rétablissement parfait.

44.ᵉ *cas, guéri.*

Marie Van Sprenger, âgée de 15 ans, d'une constitution assez forte, allée des cygnes, fille de Thérèse qui fait le sujet de la 16ᵉ observation, commence à ressentir, dans la nuit du 13 au 14 septembre 1832, de vives douleurs abdominales, des vomissemens et des selles liquides, ressemblant à une décoction d'avoine, des spasmes dans les membres,

une grande soif , etc. Sa mère vient me prier , vers les
huit heures du matin , de donner mes soins à sa fille ,
chez laquelle je remarque les symptômes suivans :
figure très-décomposée , yeux enfoncés et entourés
d'un cercle violacé , couleur terreuse de la peau ,
refroidissement de la tête et des extrémités , augmentation de la chaleur du bas ventre , pouls petit, faible
et irrégulier , langue pâle et froide (a) , voix faible et
enrouée, angoisses, déjections cholériques , etc. Je fais
frotter à sec la colonne vertébrale et les membres ,
appliquer un cataplasme chaud de farine de lin sur le
ventre , des cataplasmes chauds et sinapisés aux jambes et couvrir chaudement la malade ; je lui prescris
une potion d'une infusion de fleurs de sureau avec deux
onces de rob de sureau et une once et demie d'esprit
de Mindererus, préparée à la pharmacie des pauvres ;
diète absolue, eau d'orge pour boisson. A midi, je la
trouve en pleine réaction ; les douleurs abdominales, les
vomissemens et les spasmes n'existent plus ; les évacuations alvines vont en diminuant : l'état de la malade
s'améliore sensiblement ; je lui recommande de ne prendre que de la décoction d'orge. Vers le soir , une douce
moiteur se montre à toute la surface du corps.

Le 15 , à ma visite de six heures du matin , l'amélioration est remarquable : les déjections ont cessé ; il
n'y a presque plus d'altération des traits de la face ,
qui est animée; la peau reprend sa couleur naturelle ;
la voix est plus forte , la soif très-faible et le pouls

____

(a) Il est à remarquer que, dans le développement d'une atteinte de
choléra , la langue et le nez se refroidissent avant les autres parties , et
dès que la réaction commence à s'opérer , la langue se réchauffe d'abord.

plein , mais un peu accéléré ; je prescris le *decoctum petri foresti* en boisson. L'évacuation urinaire se fait très-bien dans la journée.

Le 16, la malade est exempte de tous les symptômes ; elle ne prend que le *decoctum petri foresti.*

Le 17 et le 18 , elle est en pleine convalescence : les fonctions reprennent tout-à-fait leur état normal ; on lui donne alternativement du bouillon de veau et de la bouillie en petite quantité , et les jours suivans on augmente peu à peu ses alimens.

Le 24, étant parfaitement rétablie , elle est rendue à ses occupations ordinaires. Le traitement suivi chez Marie Van Sprenger prouve de nouveau que le médecin fait très-bien de se tenir à l'expectation , dès que la réaction est bien établie et qu'elle ne se complique d'aucun accident grave.

45.ᵉ *cas , guéri.*

Marie Franssen , âgée de huit ans, d'une constitution faible, fille de Henri, ouvrier, courte rue de S.ᵗᵉ Anne n° 1991, après s'être plainte , pendant deux jours, d'un malaise et de maux de tête, est prise, dans la nuit du 16 au 17 septembre 1832 , de vives coliques, de crampes dans les membres , et rend par haut et par bas une matière aqueuse, trouble et blanchâtre. Appelé auprès de l'enfant vers les huit heures du matin , je m'y rends aussitôt ; la face est profondément altérée et grippée , les yeux , très-retirés dans les orbites , sont environnés d'un cercle plombé ; la douleur abdominale et les crampes lui font tour-à-tour , pousser , des cris

déchirans ; la tête et les extrémités sont froides au toucher et d'une grande pâleur, la peau des mains ridée
et comme bouillie, la langue blanchâtre et refroidie,
le pouls ralenti, petit, inégal et presque insensible,
la voix affaissée et rauque, la respiration profonde et
entre-coupée, les urines supprimées, les vomissemens
et les selles très-fréquens et d'une nature cholérique,
la soif ardente, etc. Je fais employer avec la plus grande
promptitude les moyens suivans : frictions alcoholiques
sur le dos et sur les extrémités, cataplasme chaud de
farine de lin sur le ventre, cataplasmes chauds et sinapisés aux jambes ; la petite malade est enveloppée de
couvertures de laine et entourée de cruches d'eau
chaude ; elle prend par cuillerées une potion d'une
infusion de fleurs de sureau avec du rob de sureau et
une once d'esprit de Mindererus, préparée chez M. le
pharmacien Schewyck ; diète absolue, eau d'orge pour
boisson. Je revois l'enfant à midi ; la figure est animée,
la chaleur de la peau universelle et un peu plus forte
que dans l'état normal, la langue chaude, le pouls
légèrement accéléré ; les vomissemens et les crampes
cessent ; les évacuations alvines sont devenues plus
rares. Vers le soir, le changement en mieux se déclare
de plus en plus ; mais il ne se manifeste aucune sueur. Je
ferai observer ici en passant que j'ai rarement vu,
dans le choléra, survenir la sueur chez les enfans à la
suite de la réaction, quelque forte qu'elle fût.

Le 18 et le 19, continuation du mieux ; la sécrétion
urinaire se rétablit ; *decoctum petri foresti* en boisson.

Le 20, l'appétit se fait vivement sentir ; l'état de
l'enfant est tellement satisfaisant que je crois pouvoir

lui accorder un peu de bouillie; mais elle en gagne une indigestion dans la nuit et rend tout ce qu'elle a pris pendant la journée.

Le 21 et le 22, diète sévère; rien que de l'eau d'orge en boisson.

Le 23, convalescence assurée; l'enfant prend de temps en temps un peu de gelée de veau et du lait coupé d'eau d'orge. Les jours suivans, ses alimens sont augmentés avec beaucoup de prudence. Le 30, sa guérison est parfaite.

46.e cas, guéri.

Catherine de Jonghe, ouvrière, âgée de 23 ans, d'une constitution assez forte, rue des prunes, après avoir ressenti, le 17 septembre 1832, une céphalalgie intense, accompagnée de manque d'appétit, de soif, de nausées, de fréquentes défaillances, d'éblouissemens, d'un grand mouvement borborygmatique dans le ventre et d'une disposition à la diarrhée, est affectée, dans la matinée du lendemain, de coliques, de quelques vomissemens et de nombreuses évacuations alvines, séreuses et semblables à une décoction d'avoine. Elle réclame aussitôt mes soins. L'altération seule de sa figure, qui exprime une grande anxiété, me fait reconnaître l'existence d'une atteinte de choléra : le pouls est petit et serré, la peau sèche et d'une chaleur à peu près naturelle; elle me dit d'une voix affaissée qu'elle croit que ses *entrailles sont en feu*, qu'elle éprouve une soif très-vive et une forte douleur vers le nombril, laquelle est très-peu augmentée par la pression ; l'évacuation urinaire n'a pas lieu ; les vomissemens ont cessé ; mais les selles continuent, etc. Je lui fais prendre un bain de pieds sinapisé, pendant lequel on lui frotte avec un morceau de flanelle chauffé la surface dorsale et les bras ; ensuite on la couvre chaudement ; on lui enveloppe l'abdomen d'un cataplasme émollient ; on lui administre une potion d'une infusion de fleurs de sureau avec deux onces de rob de sureau et une once et demie d'esprit de Mindererus, préparée à la pharmacie des pauvres ; elle est tenue à la diète absolue et prend de la décoction d'orge pour boisson. Vers le soir, elle est dans une sueur chaude des plus abondantes ; calme parfait : les syptômes morbifiques, la soif exceptée, sont disparus. L'excrétion urinaire se fait largement dans la nuit.

Le 19, le mieux continue, la soif est devenue faible ; *decoctum petri foresti* en boisson.

Le 20, la convalescence est assurée ; l'appétit renaît ; la malade prend un peu de riz au bouillon de veau. Les jours suivans, son alimentation est renforcée peu à peu.

Le 24, elle est tout-à-fait rétablie et reprend ses occupations ordinaires.

47.ᵉ *cas, terminé par la mort.*

Françoise Cornelissen, garde de couches, âgée de 64 ans, d'une constitution lymphatique et usée, rue de la boutique n° 872, ressent tout-à-coup, le 19 septembre 1832, vers les six heures du soir, sans avoir été affectée d'aucun autre symptôme préalable, un grand resserrement dans le ventre, qui est presque immédiatement suivi de selles séreuses, de syncopes et d'un grand abattement. Ses enfans réclament mes soins vers minuit ; je me rends aussitôt auprès d'elle. Les traits de la figure sont grippés, les yeux ternes et caves, la peau moite, très-flasque et d'une chaleur à peu près naturelle, le pouls ralenti, petit et mou, la voix éteinte, la langue pâle, plate et large ; la malade se plaint d'une soif ardente et de palpitations du cœur par intervalles ; elle me dit qu'elle n'a ni crampe ni douleur ; mais elle paraît être en proie à de vives inquiétudes ; elle me rapporte que, depuis six heures, elle a vomi deux fois une matière aqueuse, analogue au petit lait, et qu'elle a eu dix-sept selles de la même nature ; l'état d'indolence et d'affaissement où elle se trouve me semble d'un sinistre augure, surtout à cause de son âge, où la réaction se fait difficilement. L'issue de la maladie ne tarde pas à prouver que lorsqu'il y a grand affaissement sans douleur abdominale ni crampes et peu ou point de vomissemens, cela constitue un signe pronostic funeste.

Après avoir fait frotter, pendant un quart d'heure, avec de l'ammoniaque étendue d'eau de vie le dos et les extrémités de la malade, je la fais envelopper de couvertures de laine ; on lui applique en même temps des cataplasmes chauds et sinapisés aux jambes ; je lui prescris une potion d'une once et demie d'esprit de Mindererus, deux onces de rob et quatre onces d'infusion de fleurs de sureau, préparée à la pharmacie des pauvres ; je recommande de la tenir à la diète absolue ; on lui donne du thé pour boisson, parce qu'elle éprouve une grande répugnance à prendre de l'eau d'orge ou toute autre boisson mucilagineuse.

Le 20, à six heures du matin, je la trouve dans la cyanose et dans l'anéantissement : toute la surface du corps, hormis le bas-ventre et la poitrine, est livide ; les membres sont froids, le pouls nul, la respiration difficile, profonde et entrecoupée, la peau de la paume des mains et celle de la plante des pieds macérées et comme bouillies ; elle ne témoigne aucune douleur, elle est dans un état complet d'indifférence ; on me rapporte qu'elle ne va presque plus à la selle, qu'elle ne vomit que lorsqu'on lui donne de sa potion, et qu'à cause de cet effet elle a cessé d'en faire usage : chaque cuillerée qu'elle en prend, en ma présence, est aussitôt rejetée. Je fais couvrir le dos et les extrémités de cataplasmes fortement sinapisés et entourer le corps de cruches d'eau chaude ; j'ai recours, dans le but de calmer l'irritabilité de l'estomac, à une potion mucilagineuse avec trois gros d'eau de laurier-cérise et une once de sirop de diacode ; mais la malade ne la supporte également pas. Elle me demande avec instance de lui permettre de boire de la bière au lieu de thé. Je lui fais avoir de la petite bière d'orge d'Anvers. Elle en boit avec avidité et ne la rend pas.

Je revois la malade à midi ; son état est aggravé : elle offre un aspect cadavérique ; une sueur froide et visqueuse couvre le corps ; les yeux sont fixes et hagards, les battemens du cœur presque imperceptibles, la voix entièrement éteinte et la déglutition à peu près nulle. Je fais renouveler les cataplasmes sinapisés et appliquer, d'heure en heure, un lavement composé d'une once d'esprit de Mindererus et de quatre onces de mucilage de salep. Je retourne chez la malade à six heures du soir. On m'informe qu'on est parvenu à lui faire garder quatre de ces lavemens ; elle paraît un peu plus animée, balbutie quelques mots sans ordre ni liaison et avale facilement la boisson qu'on lui présente ; il n'existe plus de sueur froide et visqueuse qu'à la tête ; une légère chaleur se fait apercevoir aux extrémités inférieures ; la chaleur du ventre et de la poitrine est sensiblement augmentée ; les battemens du cœur se font sentir davantage ; alors je fais changer les cataplasmes sinapisés et préparer une nouvelle potion dans laquelle entre une once et demie d'esprit de Mindererus. A minuit, je trouve la malade dans la même situation ; elle ne vomit plus son médicament. On continue de le lui administrer par cuillerée.

Le 21, à ma visite de cinq heures du matin, je n'observe aucun changement dans l'état de la femme Cornelissen ; la potion est prise sans avoir provoqué aucun vomissement ; je fais renouveler les cataplasmes sinapisés, et considérant l'extrême diminution de l'action vitale, je prescris une potion de trois onces d'infusion d'arnique (composée d'un gros de fleurs), seize grains de camphre et deux gros de carbonate d'ammoniaque, à prendre par cuillerées d'heure en heure. Je revois la malade vers les dix heures ; elle est entièrement cadavérisée ; la tête et le tronc sont couverts d'une sueur froide et visqueuse ; les membres sont glacés et comme frappés de mort, la pupille dilatée, la déglutition impossible, le pouls absent partout : on ne sent même plus aucun battement du cœur ; il y a extinction complète de la voix ; le hoquet et une respiration stertoreuse annoncent l'approche du terme fatal. L'emploi de frictions ammoniacales, de sinapismes et de plusieurs lavemens d'esprit de Mindererus , que je lui fais appliquer dans l'après-midi, n'est suivi d'aucun effet. La vie s'éteint tranquillement : la malade rend le dernier soupir le 22, à cinq heures du matin.

48ᵉ *cas, guéri.*

M. le capitaine Margarit, âgé d'environ 40 ans, d'une constitution forte, plaine de Nassau nᵒ 14, est pris , dans la journée du 18 septembre 1832 , d'un grand mal de tête , associé à des vertiges , à un défaut d'appétit et à quelques selles liquides , ce qu'il cherche à combattre par un bain de pieds, par une diète rigoureuse et par le repos. Cette indisposition reste la même jusque dans la soirée du lendemain ; alors M. Margarit éprouve inopinément des défaillances , des vomissemens séreux et un accablement qui ne lui permet plus de se tenir debout : la maladie se développe. Comme plusieurs cas de choléra s'étaient déclarés dans ce quartier , mes soins sont aussitôt réclamés. Je vois le malade vers les neuf heures ; la figure est décomposée et grippée , les yeux sont ternes et retirés , la voix faible et enrouée , la langue pâle , plate et large , la tête et les extrémités refroidies , la poitrine et l'abdomen plus chauds que dans l'état normal , l'abdomen légèrement ballonné , le pouls ralenti et vacillant , ne se faisant plus sentir que par intervalles et faiblement ; il se plaint d'étouffemens , de soif, d'une ardeur interne , d'un mouvement douloureux dans le ventre , d'un resserrement et d'un mal pongitif qu'il ressent à chaque instant au cœur ; il dit que tout son sang se concentre vers l'intérieur ; l'évacuation urinaire n'a pas lieu ; etc. Je lui fais frotter la surface dorsale et les membres avec deux onces d'ammoniaque et quelques onces d'esprit de vin camphré ; on l'enveloppe de plusieurs couvertures de laine ; on lui applique sur le ventre un cataplasme chaud de farine de lin et aux jambes des cataplasmes chauds et sinapisés ; on lui administre de demi-heure en demi-heure une cuillerée d'une potion d'une once et demie d'esprit de Mindererus, deux onces de rob de sureau et quatre onces d'infusion de fleurs de sureau, préparée chez M. le pharmacien Van de Velde ; diète absolue, eau d'orge pour boisson.

Le 20, vers les cinq heures du matin, je le trouve en pleine réaction ; la physionomie a repris son expression naturelle et indique le changement le plus satisfaisant : on n'observe plus de symptômes morbifiques ; je lui prescris une potion mucilagineuse. Une sueur chaude et copieuse coule toute la journée.

Le 22, convalescence, et le 26, guérison parfaite.

49.ᵉ cas, guéri.

Isabelle Van de Walle, âgée de dix ans, d'une constitution faible, fille d'un ouvrier, rue de jésus n° 1175, est affectée subitement, dans la matinée du 21 septembre 1832, de spasmes dans les membres, de coliques et de nombreux vomissemens semblables à une décoction d'avoine. Je la vois vers midi. L'altération des traits de la face, l'enfoncement des yeux, entourés d'un cercle bleuâtre, l'extinction de la voix, la pâleur et le refroidissement de la tête et des extrémités , la chute du pouls, la nature des vomissemens, etc. marquent l'existence d'une atteinte de choléra. Frictions alcoholiques , cataplasmes chauds de farine de lin sur le ventre et sinapisés aux jambes , application de la chaleur au corps par des couvertures de laine et des cruches d'eau chaude , potion d'une infusion de fleurs de camomille avec une once d'esprit de Mindererus et du rob de sureau , préparée chez M. le pharmacien Schewyck ; diète absolue , eau d'orge pour boisson. Vers les trois heures après midi la réaction est complète ; les symptômes morbifiques disparaissent promptement.

Le 22 , elle va de mieux en mieux ; l'évacuation urinaire se fait ; *decoctum petri foresti* en boisson.

Le 23 et le 24 , les fonctions reviennent à l'état normal. Le 28 , elle est complètement rétablie.

5o.ᶜ *cas , guéri.*

Arnould Claes , âgé d'environ quarante-cinq ans , d'une constitution sèche et maigre , rue des douze mois n° 1084 , éprouve , dans la journée du 20 septembre 1832 , un malaise général avec perte d'appétit et une pesanteur douloureuse dans la tête , est pris le lendemain dans l'après-midi , de nausées continuelles, d'un sentiment d'ardeur et de constriction au centre épigastrique, d'une forte soif, de borborygmes , de coliques , de fréquentes évacuations alvines, séreuses et analogues à une décoction de riz, etc. et tombe dans un grand abattement. Je le vois vers le soir ; il est dans la première période de la maladie : la pâleur et la décomposition de la face, les yeux ternes et caves, l'affaissement de la voix, l'affaiblissement du pouls, la nature des déjections etc., ne peuvent laisser aucun doute à cet égard. Frictions alcoholiques, cataplasme chaud de farine de lin sur le ventre, cataplasmes chauds et sinapisés aux jambes, quatre onces d'infusion de fleurs de camomille avec une once et demie d'esprit de Mindererus et deux onces de rob de sureau, diète absolue et eau d'orge pour boisson, ce sont les moyens que je fais employer, en recommandant en même temps de couvrir chaudement le malade. La réaction est prompte à s'opérer.

Le 22, vers les six heures du matin, je trouve le malade dans une sueur chaude des plus abondantes; il est dans un état tellement favorable, tellement exempt des symptômes graves de la veille, qu'on peut à peine s'imaginer qu'il se relève d'une maladie: il n'éprouve qu'une légère soif et une certaine mobilité nerveuse; je lui prescris le *decoctum petri foresti* avec le sirop de tridace en boisson.

Le 23, convalescence certaine. Le 28, il est rendu à ses habitudes ordinaires.

51.e *cas, guéri.*

Josephine Ruymen, femme Van den Berghe, ouvrière, âgée de 23 ans, d'une constitution sèche et nerveuse, enceinte de trois mois, rue de la boutique n° 865, après avoir été bien portante, pendant la journée du 20 septembre 1832, éprouve, dans la nuit, des coliques, des envies de vomir et des évacuations alvines, séreuses et ressemblant, suivant son récit, à du petit lait. Elle fait réclamer mes soins, vers les six heures du matin, au moment où je visite un malade dans son voisinage. Je la trouve dans la période d'invasion du choléra. Elle me raconte que sa mère vient de mourir par suite de cette maladie. Après lui avoir fait frictionner avec de la flanelle chaude la surface dorsale et les membres, je la fais envelopper de couvertures de laine ; on lui couvre le ventre d'un cataplasme émollient et les jambes de cataplasmes sinapisés ; elle prend de demi-heure en demi-heure une cuillerée à bouche d'une potion d'une once et demie d'esprit de Mindererus, de deux onces de rob et quatre onces d'infusion de fleurs de sureau, préparée à la pharmacie des pauvres ; je recommande de faire observer la plus stricte diète, de ne donner que de la décoction d'orge pour appaiser la soif. Vers les onze heures, je remarque avec plaisir qu'elle est en pleine réaction ; la sueur commence à couler, et les symptômes morbifiques disparaissent. Mais vers midi, il se présente, à mon insu, chez la malade un de ces hommes habiles à exploiter, dans les calamités publiques, la crédulité du vulgaire ; il parvient par son verbiage à se faire admirer de cette femme simple et confiante, lui offre ses services moyennant une *petite* rétribution et l'emporte sur moi, qui la traitais gratuitement et pourvoyais à tous ses besoins. Cet individu ouvre portes et fenêtres, découvre tout-à-fait la malade, qui est dans une forte transpiration, prétendant que *la chaleur la tuerait*, lave ensuite cette malheureuse avec du rum froid et emploie d'autres moyens non moins extravagans. Elle ne tarde pas à tomber dans des syncopes, dans un affaissement extrême, à gagner une pâleur mortelle et un refroidissement glacial de la tête et des extrémités, et à être affectée d'horribles étouffemens, d'une toux sèche et spasmodique, de coliques violentes, de crampes épouvantables dans les membres, de nombreux vomissemens semblables à une décoction d'avoine et de fréquentes évacuations alvines de la même nature, etc. Le mari consterné de la situation éminemment périlleuse de sa femme, maudit le soi-disant *guérisseur*, le chasse rudement, accourt chez moi, me raconte ce qui vient de se passer et me supplie tout éploré de retourner auprès d'elle. M. le docteur Van der Heyden, médecin des pauvres de la seconde section, vieillard respectable, rempli de zèle et de philantropie, témoin oculaire des résultats heureux que j'obtenais journellement dans le traitement du choléra, étant allé s'assurer du danger imminent auquel est livrée cette infortunée, me prie également de la voir au plus vite. Je la trouve dans la période algide avec cyanose légère (a). Frictions avec de l'ammoniaque étendue d'alcohol, cataplasme chaud de farine de lin sur le ventre, cataplasmes chauds et couverts d'une couche de moutarde aux extrémités inférieures, application de deux vésicatoires sur les bras ; je la fais recouvrir très-chaudement ; on lui administre de nouveau la potion avec l'esprit de Mindererus. Quelques heures après, les membres commencent à se réchauffer, et la réaction se montre bientôt avec force ; mais elle n'est suivie d'aucune sueur.

(a) La cyanose ne se prononce pas aussi fortement chez des personnes maigres et nerveuses que chez celles qui sont sanguines et d'une constitution vigoureuse.

Le 22 , dans la journée , amendement notable , cessation des principaux symptômes morbifiques ; la malade ne prend que de la décoction d'orge pour boisson. Vers le soir, elle tombe dans un profond assoupissement, et la respiration est suffocative ; application d'un large vésicatoire dans le dos et du froid sur la tête, au moyen de larges compresses trempées dans de l'eau et du vinaigre.

Le 23 , à sept heures du matin, amélioration remarquable : l'assoupissement a cessé ; la peau est d'une chaleur à peu près naturelle, le pouls relevé , la respiration libre ; on me rapporte que dans la nuit, l'excrétion urinaire s'est faite, et que la malade a eu deux selles d'une couleur jaune-verdâtre, qui annoncent le retour de la bile dans le canal intestinal ; on supprime l'application du froid sur la tête ; le vésicatoire est pansé, et je recommande de ne donner à la malade que de l'eau d'orge en boisson. Mais à cinq heures du soir, je retrouve la malade dans un état de stupeur et d'assoupissement ; les yeux sont injectés de sang , le pouls petit et fortement accéléré, la peau aride et brûlante , le poumon embarrassé, la langue pâle et un peu sèche, le regard effaré ; elle est en délire : dès qu'on lui parle, elle veut se sauver de son lit ; etc. L'application du froid sur la tête est réitérée.

Le 24 , vers les sept heures du matin , je revois la malade , étant accompagné de M. le docteur Van der Heyden ; un affaissement extrême a succédé à l'état d'irritation : la fréquence du pouls est considérablement diminuée, la chaleur fébrile a cessé, mais la peau reste sèche ; la langue est pâle et humide ; le délire et la stupeur continuent ; etc. Nous convenons de la faire

frictionner avec de l'esprit de vin camphré et de l'ammoniaque ; de lui appliquer des vésicatoires ambulans ;
de lui administrer , toutes les deux heures , une
cuillerée à bouche d'une potion de seize grains de
camphre , deux gros de gomme arabique , trois onces
d'eau de menthe poivrée et un gros d'éther sulfurique ;
de lui donner, de temps en temps, une cuillerée de vin
de muscat et un quart de tasse de bouillon de veau. Je
la trouve beaucoup améliorée à ma visite du soir : la
peau est moite et d'une douce chaleur, le pouls développé et la physionomie plus naturelle ; l'état de stupeur
est presque entièrement dissipé. Elle urine beaucoup
dans la nuit.

Le 25, le mieux continue ; elle ne prend que du bouillon
de veau en petite quantité et à des reprises fréquentes ,
et de temps en temps une cuillerée de vin de muscat.

Le 26 , elle va de mieux en mieux ; je lui permets ,
outre le bouillon de veau et quelques cuillerées de vin
de muscat, un peu de café au lait. Elle a une selle
naturelle dans la journée.

Le 27 , même état ; même régime.

Le 28 et le 29, elle est en pleine convalescence ;
on lui donne du riz au bouillon de veau et un peu de
vin de Bordeaux. Les jours suivans , ses alimens sont
augmentés convenablement. Le 8 octobre , elle est
parfaitement rétablie sans avoir avorté, reprend ses
occupations ordinaires et soigne sa sœur, attaquée du
choléra , chez laquelle je suis parvenu , étant appelé au
moment de l'invasion de la maladie , à enlever les
symptômes morbifiques au bout de quelques heures ,
par l'emploi de frictions sèches , d'un cataplasme émol-

lient sur l'abdomen, de cataplasmes sinapisés aux jambes et d'une once et demie d'esprit de Mindererus dans une infusion de fleurs de sureau, fournie par la pharmacie des pauvres.

5⒉^e *cas*, *guéri.*

Madame Van Nuffel-Adriaenssens, âgée d'environ vingt-cinq ans, d'une constitution assez forte, marché de St.-Jacques n° 2077, après avoir été atteinte, pendant deux jours, d'une légère diarrhée, accompagnée de borborygmes, d'inappétence et de nausées, éprouve, dans l'après-midi du 21 septembre 1832, de fortes coliques, des défaillances, des vomissemens séreux, des contractions spasmodiques dans les mollets, un grand abattement, une soif intense, etc. Sur les six heures du soir, à ma première visite, la malade présente les symptômes suivans : pâleur extrême, face altérée, yeux enfoncés et entourés d'un cercle plombé, langue blanchâtre, plate et large, abaissement considérable dans la température de la peau, pouls faible, lent et irrégulier, ventre tendu et légèrement ballonné, anxiétés très-vives, respiration gênée, affaissement, déjections par haut et par bas d'une nature cholérique, spasmes dans les membres, etc. Après avoir fait frictionner la surface dorsale et les membres avec un morceau de laine chauffé et imbibé d'esprit de vin camphré et d'ammoniaque, je fais appliquer sur l'abdomen et sur la poitrine des cataplasmes chauds de farine de lin, et aux jambes de pareils cataplasmes enduits de moutarde ; la malade est chaudement couverte et prend, toutes les demi-heures , une cuillerée à bouche d'une potion de quatre onces d'infusion de fleurs de camomille , une once et demie d'esprit de Mindererus et deux onces de rob de sureau , préparée chez **M.** le pharmacien Schewyck. Pour calmer la soif , on lui donne de l'eau de riz (a). Vers minuit, la réaction s'opère. Elle est suivie d'une douce moiteur et de la cessation des symptômes morbifiques.

Le 22 , calme parfait , sauf une douleur sourde dans les membres , associée à une grande irritabilité nerveuse : la physionomie revient à son expression habituelle; le pouls est relevé , la respiration libre ; la voix devient naturelle ; les déjections ont cessé ; les urines reprennent leurs cours ordinaire. Prescription de six onces de mucilage de gomme arabique avec une once et demie de sirop de tridace, pour en prendre d'heure en heure une cuillerée.

Le 23, la malade continue d'aller de mieux en mieux ; l'appétit renaît ; mêmes remèdes ; elle prend du lait coupé d'eau de riz.

Le 24 et le 25 , convalescence assurée ; état normal de toutes les fonctions ; Madame Van Nuffel prend souvent du sagou au bouillon de veau en petite quantité. Les jours suivans, ses alimens sont peu à peu augmentés. Le 30, elle est sortie en bonne santé.

53.e *cas , guéri.*

Jean Simons, âgé de seize ans, d'une constitution

(a) La décoction de riz, d'orge ou de sagou , que l'on donne comme boisson aux cholériques , ne doit pas être épaisse , afin que le malade ne s'en dégoûte pas et que l'estomac s'en accommode bien.

très-débile , fils de Jean , ouvrier , rue du paradis n° 1880 , après avoir ressenti , dans la journée du 20 septembre 1832 , un malaise vague avec des tournoiemens de tête, est pris, dans la nuit, de coliques , d'anxiétés et de déjections séreuses par haut et par bas. Je le vois vers les huit heures du matin (21) ; il est déjà dans la seconde période : aspect cadavérique, altération profonde de la face , refroidissement de la tête et des extrémités, lividité de la peau , absence du pouls radial, douleurs épigastriques, angoisses, raucité de la voix , soif ardente , crampes dans les membres , peau des mains froncée et conservant les plis causéspar le serrement avec les doigts, suppression des urines, selles et vomissemens aqueux , blanchâtres et floconneux, voilà le concours des principaux symptômes qu'il offre. Je lui fais d'abord frotter le dos et les membres avec un morceau de flanelle chauffé et imbibé d'esprit de vin ; ensuite on l'enveloppe de couvertures de laine en l'entourant , comme d'ordinaire , de cruches d'eau chaude ; on lui applique un cataplasme émollient sur l'abdomen et de larges sinapismes aux jambes et aux bras ; il prend , chaque quart d'heure, une cuillerée d'une potion d'une once et demie d'esprit de Mindererus avec deux onces de rob de sureau et quelques onces d'infusion de fleurs de sureau , préparée à la pharmacie des pauvres , et ne reçoit que de l'eau d'orge pour boisson. Sa potion est prise vers midi.

Je le trouve, à une heure après midi , en pleine réaction : le corps est universellement chaud , la figure animée ; il n'existe plus ni douleurs , ni crampes ni déjections ; la langue très-pâle quelques heures auparavant , est devenue naturelle , le pouls développé et la voix plus forte et plus distincte. Je fais ôter les sinapismes et les cataplasmes ; je recommande de ne donner au malade que de la décoction d'orge.

Le 22 , amélioration de plus en plus manifeste ; rétablissement de la sécrétion urinaire ; je ne prescris que le *decoctum petri foresti* en boisson.

Le 23 , le 24 et le 25, la convalescence s'affermit de jour en jour davantage. Un régime analeptique et dirigé avec soin a bientôt surmonté la faiblesse de Jean Simons , occasionnée par la maladie , et fait revenir sa santé ; mais il a gardé , pendant quelques semaines , une surdité et des bourdonnemens d'oreille.

54.ᵉ *cas* , *guéri*.

C. J. de Braekelere , chaudronnier , âgé de 48 ans , d'une constitution maigre et sèche , rue dite : *klapdorp* nº 331 (quartier affligé par le choléra) , ressent, le 19 septembre 1832 , des lassitudes dans les membres , un violent mal de tête , des vertiges , des tintemens d'oreille et une forte soif. Le lendemain , il est pris d'un sentiment de vide dans le ventre , d'envies de vomir , de borborygmes et d'une diarrhée légère , qui reste au même point jusque dans la nuit du 21 au 22 ; alors la diarrhée augmente fortement et des douleurs abdominales se déclarent. Appelé vers les huit heures du matin , je remarque chez le malade les phénomènes suivans : figure décomposée , blême et abattue , enfoncement des yeux , abaissement sensible dans la température de la

peau , qui est humide et extraordinairement flasque ,
pouls ralenti , irrégulier et à peine sensible , langue
blanchâtre et froide , voix éteinte , tiraillemens spasmodiques dans les jambes , anxiétés ; les urines sont
supprimées, les forces vitales fortement atteintes , les
évacuations alvines aqueuses et analogues à une décoction
d'avoine ; etc. Frictions sèches , cataplasme chaud de
farine de lin sur le ventre, cataplasmes chauds et enduits
de moutarde aux jambes , application de la chaleur au
corps , potion de quatre onces d'infusion de fleurs de
sureau avec une once et demie d'esprit de Mindererus
et deux onces de rob de sureau, préparée chez M. le
pharmacien Vrancken , diète absolue , eau de riz pour
boisson. Ces moyens provoquent promptement une
réaction complète , suivie d'une transpiration très-
copieuse. Vers les six heures du soir , je trouve la
situation du malade tellement améliorée qu'il n'est plus
à reconnaître : retour de l'énergie vitale, chaleur universelle , sueur salutaire , développement du pouls ,
plus de douleurs , plus de déjections, enfin presque plus
de traces de la maladie. L'excrétion urinaire a lieu
dans la nuit.

Le 23 , il ne reste qu'une légère irritation gastro-
intestinale ; potion mucilagineuse ; continuation de la
diète absolue.

Le 24 , convalescence assurée ; l'appétit revient ; le
malade prend , de temps en temps , quelques
cuillerées de sagou au lait. Son alimentation est peu à
peu renforcée les jours suivans.

Le 28, la guérison est parfaite.

55.ᵉ *cas , guéri.*

. Marie de Nape , âgée de 24 ans , d'une constitution faible et nerveuse, place de meir, maison de M. Van Delft , de Bruxelles, après avoir été tourmentée, pendant deux jours, d'une céphalalgie intense , accompagnée d'étourdissemens , de bourdonnemens d'oreille, de perte d'appétit, d'une douleur sourde au creux de l'estomac et de quelques selles liquides, est prise , dans la nuit du 21 au 22 septembre 1832, de coliques, d'une soif inextinguible , de vomissemens aqueux et de crampes dans les membres. Je visite la malade vers les trois heures après midi ; elle est dans la période algide avec cyanose ; j'ai recours aux moyens habituels : frictions camphrées ammoniacales , cataplasme chaud de farine de lin sur le ventre , cataplasmes chauds et sinapisés aux extrémités , application de la chaleur au corps par des couvertures de laine et par des cruches d'eau chaude, potion de quatre onces d'infusion de fleurs de sureau avec deux onces de rob et une once et demie d'esprit de Mindererus, préparée chez M. le pharmacien Van Hoebroeck. Elle prend du thé pour boisson. Mais en la revoyant vers les huit heures du soir , je la trouve dans le même état ; je suis informé qu'elle ne supporte pas la potion et qu'elle rend chaque cuillerée qu'elle en avale ; je lui fais administrer l'esprit de Mindererus en lavement. M. Van Hoebroeck lui prépare plusieurs lavemens , chacun d'une once de cette préparation ammoniacale et de quatre onces de mucilage de salep, pour être appliqués , l'un après l'autre, à une heure d'intervalle, jusqu'à ce que le corps se réchauffe complètement.

Le 23, à six heures du matin, je retourne chez la malade ; elle est dans une assez forte réaction, qui, suivant le rapport de la garde-malade, a commencé à se manifester vers minuit ; mais il n'y a nulle apparence de sueur. La face est moins livide et moins abattue que la veille ; les traits de la physionomie sont beaucoup moins altérés, les yeux ne sont plus aussi enfoncés dans les orbites ; la voix entièrement éteinte à ma dernière visite est distincte, quoique faible et un peu enrouée ; la langue, de froide et de pâle qu'elle était, est devenue chaude et rouge à ses bords ; la paume des mains n'est plus froncée ; la peau ne garde plus les plis causés par le serrement ; le pouls radial, tout-à-fait effacé le jour précédent, bat avec force : il est fréquent, mais régulier ; les propriétés vitales, qui étaient comme anéanties, sont ranimées : depuis une heure du matin, la malade n'a plus eu que deux selles et deux vomissemens, semblables à une décoction d'avoine, et les spasmes ont cessé. Je ne lui prescris que le *decoctum petri foresti* en boisson. Les urines reprennent leur cours ordinaire dans la journée. Vers le soir, une douce moiteur commence à couvrir la surface du corps.

Le 24, dans la journéee, état entièrement satisfaisant, mais grande mobilité nerveuse ; la malade prend, toutes les heures, une cuillerée de mucilage de gomme arabique avec du sirop de tridace. Dans la soirée, légère congestion cérébrale ; application de cataplasmes chauds aux jambes et du froid sur la tête.

Le 25, amélioration dans la journée ; retour de la

congestion cérébrale vers le soir ; mêmes remèdes que la veille.

Le 26, son état semble ne plus laisser rien à désirer ; elle éprouve un grand appétit ; mais je remarque que ses discours annoncent un dérangement dans ses facultés intellectuelles , causé par la maladie. Je lui permets de prendre , de temps en temps , un peu de bouillon de veau.

Le 27, il n'existe plus d'autre trace de la maladie , que l'égarement de la raison. On donne à la malade souvent et alternativement du bouillon de veau et du sagou au lait en petite quantité, avec une cuillerée de vin de muscat dans de l'eau d'orge. Son alimentation est peu à peu augmentée les jours suivans. Elle est restée, près d'un mois, dans un état d'aliénation mentale et se porte très-bien depuis.

56ᵉ *cas, guéri.*

Jean Baptiste Roelants, ouvrier, âgé de 51 ans, d'une constitution usée, montagne des corneilles, est saisi tout-à-coup , le 22 septembre 1832, vers les deux heures après midi, de fortes coliques, associées à des tiraillemens dans les membres et à de nombreuses selles liquides, troubles, blanchâtres et floconneuses. Comme le choléra a déjà enlevé plusieurs de ses voisins et de ses parens, le malade réclame sur-le-champ mes soins. Outre les phénomènes dont je viens de parler, il présente , quand je le vois, une altération du visage qui dénote la nature du mal ; il éprouve des envies continuelles de vomir, une grande soif, un resserrement au centre épigastrique ; le pouls est petit, faible et intermittent, la langue froide et légèrement chargée d'un enduit muqueux blanchâtre, la peau de la tête et des extrémités pâle et refroidie, etc. Je prescris les moyens suivans : bain de pieds, pendant une demi-heure, dans de l'eau très-chaude et contenant beaucoup de moutarde, frotter en même temps le dos et les bras avec de la laine fortement chauffée ; envèlopper ensuite le ventre d'un cataplasme chaud de farine de lin et le corps de plusieurs couvertures de laine; administrer au malade, toutes les demi-heures, une cuillerée à bouche d'une potion de quatre onces d'infusion de fleurs de camomille avec une once et demie d'esprit de Mindererus et deux onces de rob de sureau, préparée à la pharmacie des pauvres ; lui faire observer la diète absolue et lui donner de la décoction d'orge eu petite quantité pour boisson. Dans la soirée, la réaction est complète, et la sueur coule copieusement toute la nuit.

Le 23, il est exempt des symptômes morbifiques : amélioration étonnante; potion mucilagineuse.

Le 24, convalescence, et le 26, guérison parfaite.

57.ᶜ *cas, guéri.*

Jacques Vallé, âgé de 38 ans, d'une constitution assez forte, ancien soldat, ouvrier et gardien de l'église des réformés, rue de la boutique, gagne le 20 septembre 1832, de légères douleurs au ventre et une diarrhée , qu'il attribue à une indigestion , contre laquelle il ne demande aucun secours et qu'il néglige au point de manger et de boire comme à son ordinaire, nonobstant les ravages que l'épidémie cholérique exerce autour de lui. Dans la nuit du 21 au 22, il est pris d'horribles coliques et de crampes dans les membres et pousse des cris déchirans; les vomissemens et les évacuations alvines vont sans discontinuer et sont de caractère cholérique. Mes soins ne sont réclamés que vers les sept heures du matin. Je vois le malade immédiatement. Il est dans le plus grand affaissement et tellement épuisé par les douleurs , les spasmes et les déjections qu'il est tout-à-fait cadavérisé; il ne peut plus se plaindre ni répondre à aucune question qu'on lui adresse ; il est dans un état complet de cyanose : son immobilité , la profonde altération de la face , l'enfoncement des joues et des yeux, qui sont à moitié ouverts et fixes , le froid glacial du corps , le ralentissement de la respiration devenue presque inapercevable, l'absence du pouls , la lividité du teint , etc. auraient pu le faire prendre pour un cadavre. Ce malheureux offre un de ces nombreux exemples de négligence que l'on a observés journellement dans la classe des pauvres , pendant la durée du choléra , malgré les suites funestes qu'ils voyaient résulter du retard à recourir au médecin. J'exprime à sa femme tout mon mécontentement de ne pas avoir été appelé plus tôt , mais elle paraît croire que l'essentiel consiste dans les secours spirituels , que son mari a reçus de MM. le curé de l'église des Capucins et de Ridder , vicaire de la paroisse de St.-Jacques *(a).* Je cite ce fait afin que, si jamais cette cruelle maladie reparaît parmi nous, on cherche à décider les indigens à s'adresser à l'homme de l'art aussitôt que le moindre symptôme de choléra se déclare chez eux.

Après avoir été frictionné avec de l'esprit de vin camphré et de l'ammoniaque, Jacques Vallé est enveloppé de couvertures de laine et entouré de cruches d'eau chaude ; on lui couvre le ventre d'un cataplasme chaud de farine de lin et les extrémités de cataplasmes chauds et couverts d'une couche de moutarde; on lui prépare entretemps à la pharmacie des pauvres une potion de quatre onces d'infusion de fleurs de sureau avec une once et demie d'esprit de Mindererus et deux onces de rob de sureau, dont on lui fait avaler avec quelque difficulté une cuillerée de quart d'heure en quart d'heure.

Je retourne chez le malade vers midi ; point de changement. Comme sa potion est prise, je lui fais administrer encore par cuillerées une once d'esprit de Mindererus dans quelques onces d'infusion de fleurs de sureau.

En le revoyant à huit heures du soir, je suis agréablement surpris par le changement favorable survenu

(a) Je saisis avec plaisir cette occasion pour rendre hommage au noble dévouement et à la charité véritablement chrétienne dont MM. le curé de l'église des Capucins , de Ridder, Torfs et Coenen, vicaires de celle de Saint-Jacques , ainsi que M. Heylarts, vicaire de la première de ces deux églises , ont donné tant de preuves aux indigens attaqués du choléra que j'ai traités pendant la durée de cette maladie à Anvers ; et je ne puis m'empêcher d'ajouter aux noms de ces amis de l'humanité celui de M. le juge Collins , maître des pauvres , qui s'est distingué par un zèle soutenu et par une philantropie active.

dans son état : toutes les parties du corps sont chaudes ; la sueur coule en abondance ; le pouls se fait sentir et se développe ; le malade me dit d'une voix faible et éteinte : *«Monsieur, vous m'avez guéri, il y a douze ans, lorsque vous étiez médecin en chef de l'hôpital militaire d'ici : j'étais alors atteint de la fièvre putride ; vous me guérirez encore, je me sens beaucoup mieux ; »* il n'éprouve plus ni douleurs abdominales, ni vomissemens ni crampes : il ne se plaint que d'une extrême faiblesse ; mais ses selles sont fréquentes et ressemblent à un lait de chaux. Il est à remarquer que toute sa peau est devenue d'une couleur noirâtre. Je ne lui prescris aucun médicament : il ne prend que de l'eau d'orge pour calmer sa soif ardente.

Le 23, la réaction continue ; l'amélioration se soutient ; le malade n'a que deux selles, mais elle sont liquides et analogues à un lait de chaux. *Decoctum petri foresti* en boisson. L'excrétion urinaire se fait dans la nuit.

Le 24, la situation du malade s'améliore de plus en plus ; les évacuations alvines ont changé de nature : elles sont fétides et d'une couleur jaune-verdâtre ; la voix est claire, la couleur de la peau moins livide, la chaleur à peu près naturelle, le pouls relevé, la soif considérablement diminuée, la physionomie presque revenue à son expression habituelle ; l'excrétion urinaire reparaît ; etc. Je lui ordonne une once et demie de sirop de diacode avec quelques onces de mucilage de gomme arabique, et deux lavemens de mucilage de salep laudanisés, dans l'intention d'enrayer ses selles, redevenues très-fréquentes.

Le 25, à ma visite du matin, j'apprends que depuis

la nuit, les selles sont de nouveau séreuses et blanchâtres, que les urines sont supprimées, que la soif est augmentée, et qu'il est dans une insomnie continuelle ; la langue est rouge à ses bords, le pouls petit et accéléré, la peau sèche et plus chaude que dans l'état normal, etc. Je sens que j'ai commis une faute en prescrivant trop tôt du sirop de diacode et du laudanum. La fréquence des selles fétides et de couleur jaune-verdâtre, observées la veille chez le malade, prouve la cessation du rétrécissement spasmodique du canal cholédoque et l'expulsion de la bile qui s'est accumulée dans la vésicule. La bile étant retenue contracte une acrimonie capable de produire une irritation au foie, laquelle retentit sur d'autres viscères : aussi ne saurait-on trop recommander au praticien de ne pas troubler l'évacuation bilieuse qui arrive à la suite des excrétions cholériques; car en arrêtant cette évacuation, il fait ordinairement naître des inflammations viscérales, surtout chez les personnes sanguines, d'une constitution forte et peu avancées en âge. Je ne laisse donc prendre au malade que de l'eau d'orge pour appaiser la soif, et lui fais appliquer quelques lavemens d'amidon. A ma visite de dix heures du soir, on me rapporte que ses selles sont redevenues verdâtres et fétides, et qu'il vient d'uriner un peu.

Le 26, vers les huit heures du matin, je trouve Vallé dans un état assez satisfaisant : les symptômes d'irritation sont beaucoup diminués ; la couleur et la chaleur de la peau sont naturelles ; il m'informe qu'il n'a eu qu'une dizaine de selles de couleur jaune-verdâtre depuis ma dernière visite, mais qu'il n'éprouve pas la moindre tendance au sommeil. Il a encore une douzaine de selles de la même nature dans le courant de la journée. Je me borne à l'expectation.

Le 27, au matin , même état que la veille ; l'excrétion urinaire a eu lieu ; mais l'insomnie du malade continue : il n'a pas fermé l'œil depuis plusieurs jours ; il me dit qu'il a eu, dans la nuit, vingt à trente selles jaunâtres. Vers le soir, trouvant la peau d'une chaleur naturelle et d'une douce moiteur, ne remarquant plus ni rougeur à la langue ni accélération dans le pouls, qui est faible, voyant que les évacuations alvines ne cessent d'être fréquentes et qu'elles commencent à l'affaiblir fortement, et porté à croire que la bile a été suffisamment évacuée, je pense que le moment est venu où l'opium peut être employé avantageusement ; je prescris une potion de vingt-quatre gouttes de laudanum liquide de sydenham , une once et demie de sirop de diacode, trois gros de gomme arabique et quatre onces d'eau de fleurs d'orange , pour en prendre , d'heure en heure, une cuillerée à bouche ; je fais appliquer un large vésicatoire dans le dos pour dériver , et toutes les quatre heures un demi-lavement de mucilage de salep avec six gouttes de laudanum (a).

Le 28 , je revois le malade vers les huit heures du matin ; son état est entièrement favorable : il m'apprend qu'il n'a plus eu que quatre selles depuis ma dernière visite ; qu'il a très-bien dormi pendant deux à trois heures de la nuit , et que l'excrétion des urines se fait

---

(a) Le laudanum que j'ai employé était préparé suivant la pharmacopée belgique.

comme d'habitude ; je fais répéter la potion de la veille. Il n'a plus d'évacuations alvines dans la journée.

Le 29 , il va de mieux en mieux ; l'appétit se fait sentir fortement ; je lui permets de prendre de temps en temps quelques cuillerées de sagou au |bouillon de veau et un peu de lait coupé d'eau d'orge , et je fais cesser l'usage des médicamens.

Le 3o , la convalescence n'est plus douteuse et se consolide bientôt les jours suivans ; mais outre une grande faiblesse , qui est combattue par un régime analeptique , renforcé peu à peu et observé avec soin , il se plaint d'une douleur vague dans les membres , qui ressemble tout-à-fait à celle d'un rhumatisme musculaire chronique , et contre laquelle il emploie avec succès les frictions d'extrait de stramoine étendu d'eau de vie, pratiquées avec un morceau de laine chaud.

Le 12 octobre , il est entièrement rétabli.

58.e *cas , guéri.*

Anne Marie Pinck , femme Ratinckx , ouvrière, âgée de 33 ans , d'une constitution cachectique , canal sale n° 1770 , ayant souffert , pendant deux à trois jours , de maux de tête , d'étourdissemens , d'inappétence , d'une douleur au creux de l'estomac et d'un sentiment de vacuité dans le ventre , est affectée dans la nuit du 21 au 22 septembre 1832 , de défaillances , de fortes nausées , de violentes coliques , de crampes dans les membres, de nombreuses évacuations alvines , sembla- bles à une décoction de riz , etc. Je la visite vers les six heures du matin ; alors la tête et les extrémités sont froides, la face pâle, décomposée et hideuse, les yeux enfoncés et entourés d'un cercle bleuâtre, le pouls radial effacé, la langue blanchâtre et refroidie, la voix sépulcrale, la respiration difficile, profonde et entrecoupée, la peau des mains froncée et conservant les plis occasionnés par le serrement avec les doigts, les urines supprimées, les déjections continuelles; il y a soif ardente, anxiété extrême, oppressions très-fortes, affaissement considérable, etc. Frictions ammoniacales camphrées, application de la chaleur par des couvertures de laine et des cruches d'eau chaude, cataplasme chaud de farine de lin sur le ventre, cataplasmes chauds et sinapisés aux extrémités inférieures, potion de quatre onces d'infusion de fleurs de sureau avec deux onces de rob et une once et demie d'esprit de Mindererus, préparée à la pharmacie des pauvres, diète absolue, eau d'orge pour boisson. Je revois la malade vers les onze heures; les membres commencent à se réchauffer et le pouls se fait sentir faiblement; je fais réitérer la même potion. Vers les sept heures du soir, je trouve la femme Ratinckx dans une transpiration des plus abondantes; la physionomie est très-animée, toutes les parties du corps sont chaudes, le pouls dévelo ppé; les douleurs, les contractions spasmodiques et les déjections ont cessé.

Le 23, amélioration remarquable; *decoctum petri foresti* en boisson. L'excrétion urinaire reparaît dans la journée.

Le 24, continuation de mieux en mieux; retour de l'appétit; la malade prend du lait coupé d'eau d'orge.

Le 25 et le 26, la convalescence se raffermit de plus

en plus; on lui donne alternativement et à des reprises fréquentes du riz au bouillon de veau et de la bouillie en petite quantité. Les jours suivans, son alimentation est peu à peu renforcée. Le 30 , sa guérison est parfaite.

59ᵉ *cas, guéri.*

Henri Franssen , âgé de cinq ans , bien constitué , fils de Henri , ouvrier, courte rue de St.-Anne n° 1991 , présente dans la matinée du 23 septembre 1832 , pendant que je visite sa sœur, les symptômes qui caractérisent la période d'invasion du choléra. Après lui avoir frictionné avec un morceau de laine chauffé la surface dorsale et les membres, on le couvre chaudement; on lui applique sur le ventre un cataplasme chaud de farine de lin et sur les jambes des cataplasmes chauds et sinapisés ; on lui administre, toutes les demi-heures , une cuillerée d'une potion de quatre onces d'infusion de fleurs de camomille avec une once d'esprit de Mindererus et une once de rob de sureau , préparée à la pharmacie des pauvres ; il est tenu à une diète absolue et prend de la décoction d'orge pour calmer la soif. Quelques heures après , je le trouve dans une bonne réaction , qui n'est suivie d'aucune sueur. Vers les huit heures du soir , il n'existe plus de symptômes morbifiques. L'excrétion urinaire reparaît dans la nuit.

Le 24 , état tout-à-fait satisfaisant; l'enfant ne prend que le *decoctum petri foresti* en boisson. Le 26, il est entièrement rétabli.

6o.ᵉ *cas , guéri.*

Pierre Punt, ouvrier, âgé de 34 ans, d'une constitution assez forte, allée des cygnes, fait réclamer mes soins le 23 septembre 1832, vers les cinq heures du soir. Il me raconte qu'attaqué, depuis deux jours, d'une diarrhée, à laquelle il ne peut assigner aucune cause, il a commencé à éprouver, dans la matinée, une lassitude extrême dans les membres , une ardeur à l'estomac et a vomi deux fois une matière aqueuse. Dès-lors il est tombé dans un grand accablement ; ses évacuations alvines ont augmenté au point qu'il croit que son corps se fond ; l'excrétion urinaire est arrêtée ; il ressent une forte soif et des tiraillemens dans les membres ; la face est pâle et grippée, les yeux sont ternes , retirés dans les orbites et entourés d'un cercle livide , la voix enrouée, la langue légèrement couverte d'un enduit muqueux blanchâtre, la chaleur de la peau à peu près naturelle, le pouls petit, faible et inégal , etc. Frictions sèches , cataplasme chaud de farine de lin sur l'abdomen , cataplasmes chauds et enduits de moutarde aux jambes, enveloppement de couvertures de laine, potion d'une infusion de fleurs de sureau avec deux onces de rob et une ouee et demie d'esprit de Mindererus, préparée à la pharmacie des pauvres, diète absolue, eau d'orge pour boisson. Je le trouve, vers les dix heures, dans une réaction complète, qui, suivie d'une sueur copieuse, enlève tous les symptômes morbifiques.

Le 24 , état tout-à-fait favorable ; rétablissement du cours naturel des urines ; potion mucilagineuse.

Le 25 et le 26, convalescence ; mais il lui survient à la suite du choléra une fièvre intermittente , dont il est promptement rétabli : dans les premiers jours d'octobre, il reprend ses occupations ordinaires.

61.ᶜ *cas*, *guéri.*

Remy Baudoin , ouvrier , âgé de 46 ans, d'une constitution maigre et sèche, marché aux chevaux, à l'étal n° 487, (quartier affligé par le choléra) après avoir ressenti , le 22 et le 23 septembre 1832, un malaise indéterminé , une pesanteur douloureuse à la tête , des vertiges , des tiraillemens dans les yeux et un défaut d'appétit , gagne , dans la matinée du 24 , un sentiment de chaleur brûlante à l'intérieur , des défaillances continuelles, des oppressions, des angoisses pénibles au centre épigastrique, des douleurs dans tout le ventre , des vomissemens et de nombreuses selles , semblables à une décoction d'avoine , une soif dévorante et des contractions spasmodiques dans les membres. Je le vois vers une heure après midi ; je remarque que les yeux sont enfoncés et entourés d'un cercle bleuâtre, la figure abattue , pâle et fortement décomposée , la tête et les extrémités refroidies , la voix éteinte, la langue froide et couverte d'un enduit muqueux blanchâtre , le pouls ralenti , faible et irrégulier , la peau des mains ridée et conservant les plis formés par le serrement , l'abdomen gonflé et tendu , etc. Il m'apprend que sa belle-sœur vient de succomber au choléra, dans la même chambre et dans le même lit , sans toutefois me témoigner la moindre inquiétude sur son état. Après lui avoir frotté avec de la flanelle chauffée la surface dorsale et les extrémités, on l'enveloppe de couvertures de laine ; on lui applique sur le ventre un cataplasme chaud de farine de lin et aux jambes des cataplasmes chauds et enduits de moutarde ; on lui fait prendre, de demi-heure en demi-heure, deux cuillerées d'une potion de quatre onces d'infusion de fleurs de camomille avec deux onces de rob de sureau et une once et demie d'esprit de Mindererus, préparée à la pharmacie des pauvres ; il est tenu à la diète absolue et prend de l'eau de riz en boisson. Je trouve le malade, vers les six heures du soir, en pleine réaction : la figure est très-animée, les traits sont moins altérés, le pouls fort et développé, la langue chaude ; la voix se ranime ; les défaillances, les oppressions, les douleurs abdominales, les crampes et les déjections ont tout-à-fait cessé. Il sue copieusement la nuit et n'a plus qu'une seule selle, qui est encore blanchâtre et floconneuse.

Le 25, état très-favorable ; une sueur chaude et abondante continue à couler ; l'évacuation urinaire a lieu vers le soir ; deux selles fétides et verdâtres marquent l'excrétion de la bile dans le canal intestinal. Prescription d'une potion mucilagineuse.

Le 26, le malade va de mieux en mieux ; l'appétit revient ; on lui donne du lait coupé d'eau d'orge.

Le 27 et le 28, convalescence assurée ; retour de l'état normal des fonctions.

Le 3 octobre, il est parfaitement rétabli et reprend ses occupations ordinaires.

20

62.ᵉ *cas*, *guéri*.

Barbe Adriaenssens, femme de Jean Janssens, âgée de 23 ans, d'une constitution assez forte, enceinte de sept mois, rue de Jean van Lier n° 1722, occupant une maisonnette fort étroite, où déjà deux de ses enfans ont été enlevés subitement par le choléra, est attaquée, le 24 septembre 1832, d'une diarrhée, accompagnée de légères tranchées dans le ventre, et contre laquelle elle ne réclame aucun soin, l'attribuant à une surabondance de bile et croyant qu'il est inutile de prendre la moindre précaution. Dans la matinée du lendemain, elle gagne des syncopes, des vertiges, un obscurcissement de la vue, de fortes envies de vomir, une soif très-vive et des crampes dans les membres ; la douleur abdominable et les évacuations alvines, qui sont blanchâtres et floconneuses augmentent beaucoup, et des vomissemens, ressemblant à une décoction d'a-voine, s'y joignent bientôt. Une dame charitable me fait prier de traiter cette infortunée, que je trouve, vers les onze heures, dans l'état suivant : coma, affaissement extrême, angoisses, respiration suffocative, figure profondément altérée et abattue, yeux très-enfoncés dans les orbites et entourés d'un cercle noirâtre, pouls radial très-petit, intermittent et presque effacé (a), extrémités froides et livides, tâches bleuâtres et mar-

---

(a) Malgré le haut degré de développement de la maladie, le pouls n'est pas encore entièrement effacé, sans doute à cause de la grossesse, qui présente un obstacle à la concentration du sang vers l'intérieur.

brées au tronc, peau des mains ridée et comme bouillie, voix faible et rauque , urines supprimées , langue froide et d'un aspect cendré , mais plate et large ; la soif est inextinguible ; les déjections cholériques continuent à être fréquentes ; mais les crampes et les douleurs sont considérablement diminuées par l'épuisement. Je fais pratiquer immédiatement des frictions alcoholiques sur la surface dorsale et sur les extrémités, couvrir chaudement la malade en l'entourant de cruches d'eau chaude , appliquer aux jambes des cataplasmes chauds et enduits de moutarde, et préparer à la pharmacie des pauvres une potion de quatre onces d'infusion de fleurs de camomille avec une once et demie d'esprit de Mindererus et deux onces de rob de sureau , dont elle prend deux cuillerées de demi-heure en demi-heure ; diète absolue , décoction d'orge pour calmer la soif. Je trouve la malade, sur les six heures du soir , dans une réaction complète, suivie d'une transpiration abondante. Depuis qu'elle a commencé à faire usage de la potion , qui est terminée, elle n'a plus eu que quatre selles , analogues à un lait de chaux.

Le 26 , à ma visite de sept heures du matin, absence de toute douleur ; expansion des propriétés vitales : la peau est universellement chaude et d'une douce moiteur, le pouls développé, la voix distincte , la physionomie et la langue animées , enfin il existe une grande amélioration : la malade vient d'uriner un peu et d'avoir trois évacuations alvines verdâtres. Elle a encore plusieurs selles bilieuses dans la journée.

Le 27 , état satisfaisant , rétablissement de la sécrétion urinaire, cessation des selles, mais abattement et grande irritabilité de l'estomac , qui rejette chaque cuillerée d'eau d'orge que la malade avale. Comme il n'y a plus de symptôme inflammatoire et que tout atteste un relâchement dans les organes de la digestion , je prescris du thé avec un peu de vin en boisson et une potion de trois onces d'eau de fleurs d'orange , trois gros d'eau de laurier-cérise , deux grains d'extrait aqueux d'opium et une once de sirop de diacode, pour en prendre une cuillerée de temps en temps.

Le 28 , état entièrement satisfaisant.

Le 29 et le 3o, elle va de mieux en mieux ; elle se plaint d'une grande faim ; on lui donne , à des reprises fréquentes , de la gelée de veau en petite quantité avec une cuillerée de vin.

Le 1 octobre, elle est en pleine convalescence ; mais il lui reste une grande faiblesse, contre laquelle j'indique un régime analeptique, approprié à sa situation et qui est augmenté avec prudence.

Le 10 , elle est entièrement rétablie sans qu'il y ait eu accouchement prématuré. Elle a mis au monde un enfant à terme.

Le cas que je viens de citer me paraît remarquable non-seulement par sa gravité , mais parce que les femmes enceintes qui contractent le choléra sont extrêmement sujettes à avorter , et se trouvent dans une disposition fort défavorable au rétablissement lorsque la grossesse est avancée.

63.ᵉ *cas , guéri.*

Jean Janssens, cordonnier, âgé d'environ 3o ans , d'une constitution sèche, époux de la femme qui fait le sujet de l'observation précédente, rue de Jean van Lier n° 1722, éprouve, dans la journée du 25 septembre 1832, un sentiment de malaise vague et de serrement à la tête, accompagné de soif, d'inappétence, de nausées et d'une sensation douloureuse au creux de l'estomac. A ces phénomènes succèdent, dans la nuit suivante, des coliques, un grand nombre de déjections aqueuses et analogues à une décoction de riz, et le malade offre, le lendemain à sept heures du matin, lorsque je suis venu voir sa femme, les symptômes qui caractérisent la première période du choléra. Le changement et la pâleur de la figure, l'enfoncement des yeux, l'affaiblissement de la voix, la chute du pouls, qui est petit et vacillant, l'abattement, l'augmentation de la douleur abdominale, etc. annoncent que la maladie est au point de déployer une forme très-grave, au moment où j'ai fait mettre en usage les moyens qui suivent : bain de pieds fortement sinapisé, frictions sèches sur la colonne vertébrale, cataplasme chaud de farine de lin sur le ventre, application de la chaleur, potion d'une infusion de fleurs de camomille avec une once et demie d'esprit de Mindererus et deux onces de rob de sureau, préparée à la pharmacie des pauvres, et à prendre par cuillerées dans l'espace de trois à quatre heures ; diète absolue, décoction d'orge pour boisson. Vers les trois heures après midi, je trouve le malade dans une transpiration salutaire et abondante : toutes les parties du corps sont chaudes, la physionomie animée, le pouls relevé, la voix distincte, enfin les principaux symptômes sont enlevés. Dans la nuit, il urine très-bien et deux selles de couleur jaune-verdâtre prouvent le retour de la bile dans le canal alimentaire.

Le 27, état entièrement satisfaisant : cessation de tous les symptômes morbifiques ; je ne lui prescris que le *decoctum petri foresti* en boisson.

Le 28, l'amélioration se soutient ; mais comme il est pris de quelques évacuations alvines , qui semblent l'affaiblir , et qu'il ne présente plus aucun indice d'inflammation , M. le docteur Van der Heyden , qui le voit ce jour là , lui prescis une potion mucilagineuse avec un peu de laudanum.

Le 29, je le trouve en pleine convalescence , et le 2 octobre, étant complètement guéri, il reprend son travail.

64.ᵉ cas , choléra foudroyant, terminé par la mort.

Herman Van Uytroven , magasinier , âgé de 40 ans , d'une constitution robuste et sanguine , marché aux bœufs n° 1176, éprouve tout-à-coup et sans s'être plaint préalablement de la moindre incommodité, le 26 septembre 1832, entre huit et neuf heures du soir , des syncopes , des étouffemens , de violentes coliques, d'horribles crampes dans les membres et de nombreuses déjections liquides par haut et par bas, analogues à du petit lait. Lorsque je le vois vers les dix heures, il est dans un état d'asphyxie et tout-à-fait cadavérisé : voici les principanx phénomènes : lividité générale, refroidissement de la tête et des extrémités, couvertes d'une sueur visqueuse , yeux enfoncés dans les orbites et à moitié fermés , pupille dilatée, voix nulle , respiration lente et suspirieuse , langue froide et d'un aspect cendré , pouls radial effacé, peau froncée et comme bouillie à la paume des mains et à la plante des pieds, cessation des crampes et des déjections par l'anéantissement de la vitalité, déglutition très-difficile, etc. Les frictions ammoniacales, l'application de la chaleur et de cataplasmes enduits de moutarde et l'administration de l'esprit de Mindererus et du camphre en potion et en lavemens n'opèrent aucun effet, parce que le principe vital a été trop foudroyé : le malade succombe avant les quatre heures du matin.

Les médicamens ont été fournis par M. le pharmacien Schewyck.

65.e cas, guéri.

Jacques Janssens, ouvrier, âgé de 32 ans, d'une constitution sèche et maigre, rue de la boutique n° 870, après avoir éprouvé, le 25 septembre 1832, une forte céphalalgie, accompagnée d'anorexie, de soif, d'étourdissemens et de trouble dans la vision, est affecté, dans l'après-midi du lendemain, d'un grand accablement, d'oppressions, d'un resserrement au centre épigastrique, de coliques, de selles fréquentes, aqueuses et analogues à une décoction de riz, de nombreux vomissemens de la même nature, de crampes dans les membres, etc. Je le vois vers les neuf heures du soir. L'altération de la face, l'enfoncement des yeux, entourés d'un cercle livide, l'extinction de la voix, la chute du pouls, l'abaissement dans la température de la peau, la suppression des urines, la nature des déjections, etc. prouvent évidemment une atteinte de choléra. Après avoir frotté le dos et les extrémités avec de l'esprit de vin camphré et de l'ammoniaque, on couvre le ventre d'un cataplasme chaud de farine de lin et les jambes de cataplasmes chauds et enduits d'une couche de moutarde ; on enveloppe le malade de plusieurs couvertures de laine ; on lui administre de demi-heure en demi-heure deux cuillerées d'une potion de quatre onces d'infusion de fleurs de sureau avec deux onces de rob et une once et demie d'esprit de Mindererus, préparée à la pharmacie des pauvres ; il est tenu à la diète absolue et prend de la décoction d'orge pour boisson.

Le 27 , vers les sept heures du matin , je trouve le malade dans une sueur copieuse, résultant de la réaction ; le corps est universellement chaud ; les douleurs , les crampes et les déjections ont cessé depuis minuit ; la voix est claire et le pouls relevé ; je ne prescris que le *decoctum petri foresti*. Dans la journée , les urines reprennent leur cours ordinaire , et quelques selles verdâtres et fétides attestent le retour de la bile dans le canal intestinal.

Le 28 , l'amélioration se manifeste de plus en plus et s'annonce par la physionomie, revenue à son état habituel. Mais tourmenté par la faim , il mange, vers les neuf heures du soir, quelques pommes de terre, malgré le conseil que je lui avais donné de ne prendre que de la décoction d'orge , et éprouve dans la nuit une indigestion , signalée par un mal de ventre et plusieurs selles liquides , blanchâtres et floconneuses.

Le 29 et le 30, observant strictement la diète absolue, ne prenant que de l'eau d'orge , il se remet entièrement.

Le 1 octobre, il est en pleine convalescence, mais d'une grande faiblesse. Un régime analeptique, renforcé peu à peu et dirigé soigneusement, le ramène bientôt à la santé.

66.ᵉ *cas , guéri.*

Jacques Pecher, âgé de dix ans, bien constitué, fils d'un tailleur de pierres, rue des arquebusiers, est pris soudainement, dans la matinée du 26 septembre 1832, de défaillances, de vertiges, de coliques, de tiraillemens spasmodiques dans les membres, de quelques évacuations alvines et de vomissemens séreux et semblables à une décoction de riz, etc. Je le vois immédiatement. Les yeux sont ternes, enfoncés et entourés d'un cercle plombé ; la figure fortement décomposée, pâle, grippée, abattue et exprimant une anxiété comprimée, porte l'empreinte du mal ; le pouls est très-petit, fréquent et disparaissant sous le doigt ; la langue légèrement couverte d'un enduit muqueux blanchâtre est rouge à ses bords, la voix affaissée et rauque, la chaleur de la peau diminuée, les déjections sont blanchâtres et floconneuses, etc. Frictions sèches, cataplasme émollient sur le ventre, cataplasmes sinapisés aux jambes, application de la chaleur au corps, potion d'une infusion de fleurs de sureau avec deux onces de rob et une once d'esprit de Mindererus, préparée chez M. le pharmacien Van Hoebroeck ; diète absolue, eau d'orge pour boisson. Quelques heures après, une réaction franche s'opère. Vers le soir, la sueur coule en abondance, et les symptômes morbifiques sont disparus.

Le 27, état entièrement satisfaisant ; l'excrétion des urines se fait comme d'ordinaire ; le malade ne prend que de la décoction d'orge.

Le 28, convalescence assurée, et le 2 octobre, guérison parfaite.

67.e cas, *guéri.*

Anne Marie Smits, ouvrière, âgée de 81 ans, d'une constitution sèche et usée, marché aux chevaux, à l'étal n° 485, ayant toujours mené une vie sobre et laborieuse, qui lui a valu son haut âge et l'intégrité de ses facultés intellectuelles, est prise sans cause connue, le 24 septembre 1832, d'une légère diarrhée avec quelques tranchées dans le ventre. Elle ne réclame aucun secours de l'art malgré les ravages du choléra dans les maisons de son voisinage. Cette diarrhée reste stationnaire jusqu'au 27 vers les onze heures du matin ; alors la maladie fait éruption par des syncopes, des crampes dans les mollets, de violentes coliques et de nombreux vomissemens aqueux, analogues à une décoction de riz ; les évacuations alvines augmentent et sont blanchâtres et floconneuses. Je trouve la malade, à deux heures, fortement affaissée, assoupie et tellement épuisée par les douleurs et par les déjections qu'elle ne témoigne presque plus de souffrances ; la figure est grippée et creuse, les yeux très-enfoncés sont environnés d'un cercle noirâtre ; le corps est froid excepté le ventre, le pouls imperceptible, la voix éteinte, la peau des mains ridée et conservant les plis formés par le serrement ; à la face et aux membres se font apercevoir de larges taches violacées, etc. Sans nourir aucun espoir de sauver cette femme si âgée et parvenue à ce haut degré de la maladie, je fais frictionner le corps avec de l'eau-de-vie chauffée et couvrir ensuite le ventre d'un cataplasme chaud de farine de lin et les jambes de cataplasmes chauds et enduits de moutarde , en la faisant envelopper de couvertures de laine et entourer de cruches d'eau chaude ; et j'ordonne de lui administrer chaque demi-heure une demi-tasse d'infusion de fleurs de camomille avec une cuillerée à bouche d'esprit de Mindererus. Ces doses d'acétate d'ammoniaque peuvent paraître énormes ; mais il faut considérer l'épuisement de l'incitabilité de la malade. En la quittant, je crois sa mort tellement prochaine que je ne serais plus retourné chez elle , si l'on n'était pas venu, vers les huit heures du soir , m'avertir de l'amélioration survenue dans son état : quelle est ma surprise en la trouvant dans une réaction salutaire ! toutes les parties du corps sont chaudes et d'une douce moiteur, le pouls relevé la voix distincte, quoique faible, et les vomissemens disparus : elle n'est plus assoupie et me dit qu'elle ne souffre plus que de la soif. Je fais enlever les cataplasmes et lui recommande de ne plus rien prendre que de l'eau de riz en boisson. Dans la nuit, elle urine un peu et l'évacuation de la bile s'annonce par plusieurs selles verdâtres.

Le 28, en la revoyant , vers les six heures du matin , j'apprends qu'elle est tourmentée de nombreuses évacuations alvines , devenues jaunâtres, qui la jettent dans une grande faiblesse ; pour le reste, son état est assez favorable : l'expression de la physionomie , bien qu'elle annonce l'abattement, est bonne, la chaleur de la peau à peu près naturelle, la langue pâle, plate et large , le pouls régulier , mais faible , et la soif nulle. Je lui fais appliquer , pour dériver l'irritation intestinale , des vésicatoires ambulans sur la colonne vertébrale , et lui prescris une potion de quatre onces d'eau de fleurs d'orange , vingt-quatre gouttes de laudanum , trois gros de gomme arabique et une once et demie de sirop de diacode , préparée à la pharmacie des pauvres, et dont elle prend , toutes les heures , une cuillerée à bouche. La fréquence des selles diminue bientôt : vers le soir , elles sont très-rares ; et dans la nuit , la malade ne va plus que deux fois à la garde-robe.

Le 29 et le 30 , aucun incident ne vient troubler l'amélioration ; l'excrétion des urines se fait très-bien. On ne donne à la malade que de l'eau d'orge.

Le 1 octobre , elle va de mieux en mieux ; l'appétit se fait sentir ; je lui permets de prendre de temps en temps et alternativement un peu de café au lait et de riz au bouillon de veau.

Le 2 et le 3 , convalescence assurée. Son alimentation est renforcée peu à peu. Le 4, elle est rétablie , mais il lui reste un certain affaiblissement. A cause de son grand âge, la famille l'a fait entrer dans un hospice.

68.ᵉ *cas , guéri.*

E. Schewyck, élève en pharmacie , âgé de dix-sept ans , d'une constitution robuste, fils de l'un de nos bons pharmaciens , marché de Sᵗ.-Jacques , visite sans la moindre crainte, dans la nuit du 26 au 27 septembre, Herman Van Uytroven, qui fait le sujet de la 64ᵉ observation , et chez lequel le choléra s'est montré sous une forme si grave. Le jeune homme est très-bien portant jusque dans la matinée du 27 , lorsque , vers les sept heures, il éprouve tout-à-coup des lassitudes , un grand malaise, des étourdissemens , du trouble dans la vue , etc., prend un peu de café au lait et le rend aussitôt. Ce vomissement est suivi d'autres vomissemens aqueux et semblables à une décoction d'avoine. Le père, effrayé de l'état où il voit tomber son fils, accourt immédiatement chez moi. Demeurant dans son voisinage je vois le malade au moment même où les premiers symptômes se déclarent. Les traits de la figure sont décomposés et grippés : leur altération présente déjà le caractère cholérique; la peau est pâle et d'une humidité visqueuse ; les yeux , devenus ternes , se retirent à vue d'œil; la voix s'affaiblit peu à peu ; le pouls petit et embarrassé tombe d'une manière sensible ; l'action vitale abandonne visiblement la périphérie pour se concentrer vers l'intérieur ; la langue est propre et n'offre rien d'extraordinaire sinon qu'un léger refroidissement ; les mains tremblent ; le malade s'affaisse, etc., tout annonce qu'il va être en butte à une forte attaque de choléra. Il ne ressent aucune douleur abdominale , peut-être par la raison que la cause morbifique n'a agi qu'un instant et qu'elle n'a pas encore eu le temps nécessaire pour l'entier développement de ses effets.

Nul doute que le jeune hemme n'ait contracté la maladie par l'air infecté de l'émanation cholérique qu'il a inspiré chez Van Uytroven. Je cite ce cas parce qu'il me semble offrir une preuve contre la contagion, qui n'est jamais aussi prompte dans ses effets.

Revenons au traitement suivi chez le jeune Schewyck. Le père lui frictionne , pendant un quart d'heure, avec un morceau de flanelle chauffé et imbibé d'esprit de vin camphré et d'ammoniaque , toute la surface dorsale et les membres ; puis il l'enveloppe de couvertures de laine , lui applique aux jambes des cataplasmes de farine de lin chauds et enduits de moutarde , lui fait prendre , de demi-heure en demi-heure, une couple de cuillerées de quatre onces d'infusion de fleurs de sureau avec deux onces de rob et une once et demie d'esprit de Mindererus , le tient à la diète absolue et lui donne de l'eau d'orge pour boisson. Sur les onze heures la réaction est déjà complète, et vers les deux heures après midi, je trouve le malade dans une transpiration des plus abondantes et exempt des symptômes morbifiques. L'excrétion urinaire a lieu dans la nuit.

Le 28 , état entièrement satisfaisant ; mais on continue à faire observer la diète absolue.

Le 29 , on lui donne du bouillon de veau en petite quantité et à des reprises fréquentes. Son alimentation est augmentée avec prudence. Dans les premiers jours d'octobre , il reprend ses occupations ordinaires.

69e cas, guéri.

Elisabeth van Drille , âgée de 39 ans, bien constituée , femme de Jacques Vallé , qui fait le sujet de la 57e observation, après avoir essuyé beaucoup de fatigues en soignant son mari , est prise , dans la matinée du 28 septembre 1832 , d'un malaise vague, de lassitudes dans les membres, d'une pesanteur douloureuse à la tête et de vertiges. Dans l'après-midi, il se joint à ces phénomènes , un sentiment de resserrement à la région précordiale et de vacuité dans les intestins, auquel succèdent des tranchées abdominales et une légère diarrhée, contre laquelle elle ne demande aucun secours. Le 29, au matin, lorsque je visite son mari, elle me dit ce qu'elle a commencé à ressentir la veille ; sa douleur dans le ventre et ses évacuations alvines ont beaucoup augmenté depuis ; ses déjections sont troubles blanchâtres et floconneuses ; elle éprouve des syncopes, des anxiétés, une soif intense, une inappétence complète, des envies continuelles de vomir et un grand affaissement ; le visage est pâle, décomposé et grippé, les yeux sont enfoncés et entourés d'un cercle bleuâtre, la voix enrouée, les urines supprimées, le pouls petit, accéléré et déclinant sensiblement, etc., enfin le concours des symptômes ne peut laisser aucun doute sur la nature du mal. Je fais pratiquer des frictions sèches, couvrir chaudement la malade, appliquer sur le ventre un cataplasme chaud de farine de lin et aux jambes des cataplasmes chauds et couverts d'une couche de moutarde ; je lui prescris une potion de quatre onces d'infusion de fleurs de camomille avec deux onces de rob de sureau et une once et demie d'esprit de Mindererus, préparée à la pharmacie des pauvres ; diète absolue, eau d'orge pour boisson. Dans l'après-midi, je trouve la femme Vallé en pleine réaction. Elle sue copieusement durant la nuit.

Le 30, cessation des symptômes morbifiques ; les urines reprennent leur cours ordinaire. La malade ne prend que de la décoction d'orge.

Le 1 octobre, convalescence assurée ; j'indique à la malade un régime convenable à sa situation. Elle est restée , pendant plusieurs jours, dans un état de débilité avant d'avoir regagné les forces.

70.ᵉ *cas , guéri.*

Nicolas Vallé , âgé de dix-sept ans, ouvrier, bien constitué , fils de Jacques et d'Elisabeth Van Drille qui précède, ayant commencé à ressentir , le 27 septembre 1832 , des tournoiemens de tête , associés à un défaut d'appétit , à un abattement de la vue et à des mouvemens spasmodiques dans les yeux, est affecté, dans la journée du lendemain , de fréquentes évacuations alvines , liquides, blanchâtres et floconneuses, auxquelles viennent se réunir, dans la nuit, des coliques, des tiraillemens spasmodiques dans les membres et des vomissemens aqueux, analogues à une décoction d'avoine. Je le vois, le 29 au matin de très-bonne heure ; la figure est pâle , abattue et exprime une anxiété comprimée, les yeux sont éteints, enfoncés et entourés d'un cercle plombé , le pouls petit , fréquent et embarrassé, la voix affaissée et creuse, la langue blanchâtre, les urines supprimées , etc. Frictions sèches , cataplasme chaud de farine de lin sur le ventre , cataplasmes chauds et sinapisés aux jambes, application de la chaleur au corps, potion de quatre onces d'infusion de fleurs de camomille avec une once et demie d'esprit de Mindererus et deux onces de rob de sureau, préparée à la pharmacie des pauvres , diète absolue, décoction d'orge pour boisson. Quelques heures après, réaction très-forte , suivie d'une sueur très-abondante.

Vers le soir, disparition des symptômes morbifiques. Dans la nuit, retour de l'excrétion des urines.

Le 30, il entre en convalescence, et le 4 octobre, étant parfaitement rétabli, il reprend ses occupations habituelles.

71.e cas, guéri.

Catherine Royer, ouvrière, âgée de 19 ans, d'une constitution assez forte, rue dite : *vekestraet* n° 908, (quartier affligé par le choléra), éprouve, dans l'après-midi du 27 septembre 1832, après avoir joui d'une santé parfaite, des étourdissemens, des tintemens d'oreille, des lassitudes dans les membres, des défaillances, un sentiment d'ardeur au centre épigastrique, puis des anxiétés très-fortes, des oppressions de poitrine, des coliques, des nausées continuelles, de la soif, de fréquentes évacuations alvines séreuses, analogues à une décoction de riz, etc. Je la visite vers les huit heures du soir. L'altération de la physionomie, l'enfoncement des yeux, entourés d'un cercle bleuâtre, la faiblesse et l'enrouement de la voix, la chute du pouls, le refroidissement de la peau, qui est flasque, pâle et d'une moiteur gluante, l'affaissement, la suppression des urines et la nature des déjections attestent la présence du choléra. Frictions ammoniacales camphrées, application de la chaleur au corps, cataplasme chaud de farine de lin sur le ventre, cataplasmes chauds et sinapisés aux jambes, potion de quatre onces d'infusion de fleurs de camomille avec une once et demie d'esprit de Mindererus et deux onces de rob de sureau, préparée

22

à la pharmacie des pauvres , diète absolue , eau d'orge pour boisson.

Le 28 , je trouve cette fille dans un calme parfait et dans un état tellement satisfaisant que , si je ne l'avais pas vue la veille, j'aurais eu de la peine à me figurer qu'elle avait été malade : la peau, d'une couleur naturelle et universellement chaude , est d'une douce moiteur ; la physionomie revient tout-à-fait à son expression habituelle ; la voix est distincte et le pouls relevé , les urines reprennent leur cours ordinaire , enfin on ne remarque plus aucun phénomène morbifique. Elle se borne à l'usage d'une solution de gomme arabique.

Le 29 et le 30, convalescence assurée ; la malade prend du bouillon de veau et un peu de bouillie. Elle gagne à la suite du choléra une fièvre intermittente , qui retarde sa guérison de quelques jours.

Je ferai observer, à cette occasion , que lorsqu'il s'agit d'arrêter les fièvres intermittentes qui se manifestent pendant la convalescence du choléra , il faut administrer le sulfate de quinine en lavement , et non pas par l'estomac , qui est souvent d'une grande irritabilité. Cette méthode m'a toujours parfaitement réussi. J'ai fait ordinairement préparer, pour un adulte , quatre lavemens , chacun de cinq grains de sulfate de quinine et quatre onces de mucilage de salep , en les faisant appliquer , à des intervalles plus ou moins longs d'après la durée de l'intermission , avant le retour du paroxysme que je me proposais de prévenir. S'il y a disposition à la diarrhée , on ajoute à ces lavemens quelques gouttes de laudanum liquide de sydenham ou bien de la teinture d'opium.

72.ᵉ *cas, guéri.*

Jean Baptiste Van den Velden, ouvrier, âgé de 5o ans, d'une constitution sèche et usée, rue de la boutique n° 870, s'adonnant à la boisson et habitant une allée où le choléra ravage, ressent, le 28 septembre 1832, des tranchées dans le ventre, suivies de plusieurs selles liquides, qui cessent le lendemain. En sortant du lit le 3o au matin, il est saisi d'éblouissemens, d'un malaise indéterminé et de nausées ; nonobstant cette disposition morbifique, il déjeûne comme à son ordinaire, mais sans appétit. Deux heures après, il vomit tout ce qu'il a pris ; puis il éprouve plusieurs vomissemens successifs d'une matière aqueuse, analogue à du petit lait, auxquels se joignent des coliques, de la soif, des crampes aux mollets et des évacuations alvines liquides, blanchâtres et floconneuses. Je ne suis appelé que sur les six heures du soir, lorsque le malade est tombé dans un affaissement extrême. Je le vois aussitôt. Il est en proie à d'horribles angoisses ; les yeux sont éteints, retirés dans les orbites et entourés d'un cercle noirâtre, la figure fort décomposée et offrant un aspect hideux, la tête et les mains refroidies, d'une teinte violacée et d'une moiteur visqueuse, la paume des mains froncée et comme bouillie, le pouls radial presque insensible, la voix sépulcrale, la langue pâle et froide, la soif ardente, les urines supprimées, etc. J'ai sur-le-champ recours aux moyens ordinaires : frictions ammoniacales camphrées, cataplasme chaud de farine de lin sur le ventre, cataplasmes chauds et enduits de moutarde aux jambes, application de la chaleur au corps, potion d'une infusion de fleurs de sureau avec deux onces de rob et une once et demie d'esprit de Mindererus, préparée à la pharmacie des pauvres, diète absolue, eau d'orge pour boisson.

Vers les dix heures, le corps commence à se réchauffer faiblement; je fais répéter la même potion.

Le 1 octobre, à sept heures du matin, je trouve le malade dans une forte réaction : la face est rouge et animée, la peau sèche et brûlante, le pouls vif, la langue rouge à ses bords, mais plate et large, etc.; les déjections ont cessé ; le malade n'éprouve plus ni coliques ni crampes; mais il est assoupi, et les yeux sont légèrement injectés de sang; je fais enlever les cataplasmes et appliquer le froid sur la tête, au moyen de serviettes trempées dans de l'eau et du vinaigre, en me proposant de faire pratiquer une évacuation sanguine si l'assoupissement ne cède pas de suite à cette application.

A midi, je revois le malade; amélioration notable : il est dans une sueur copieuse ; plus aucun indice de congestion cérébrale ; je fais supprimer les serviettes froides, et recommande de ne lui donner que de la décoction d'orge. Dans l'après-midi, il a plusieurs selles verdâtres et fétides.

Le 2, l'amélioration se prononce de plus en plus; les urines reprennent leur cours naturel ; le malade ne prend que le *decoctum petri foresti* en boisson.

Le 3, état tout-à-fait favorable ; trois selles liquides et jaunâtres; prescription de quelques onces de mucilage de gomme arabique avec une once et demie de sirop de diacode, à cause de la tendance à la diarrhée ; eau de riz pour boisson.

Le 4, convalescence certaine ; l'appetit se fait vivement sentir ; je permets au malade de prendre de temps
en temps quelques cuillerées de sagou au bouillon de
veau et un peu de lait coupé d'eau de riz.

Le 5, le 6 et le 7, la convalescence se consolide
chaque jour davantage.

Le 10, la guérison est parfaite.

73.ᵉ cas, guéri.

Jean de Coninck, ouvrier, âgé de 20 ans, d'une
constitution faible, rue de la boutique n° 870, habitant
la même allée que Jean Baptiste Van den Velden qui
précède, ayant été tourmenté, dans la journée du 1
octobre 1832, d'une céphalalgie intense, accompagnée de
tournoiemens de tête, de lassitudes dans les membres,
d'anorexie et d'un sentiment de vacuité au ventre,
est pris, dans la nuit suivante, d'une sensation d'ardeur
très-douloureuse dans l'estomac, de quelques selles
liquides, blanchâtres et floconneuses, suivies de tiraillemens spasmodiques dans les membres, de fréquens
vomissemens aqueux, ressemblant à une décoction
d'avoine, etc. Le 2, je vois le malade, sur les huit
heures du matin ; il est pâle, affaissé et assoupi ; la
figure est très-abattue et grippée, les yeux sont ternes,
enfoncés dans les orbites et entourés d'un cercle livide,
la voix rauque, le pouls filiforme et intermittent, la
tête et les bras refroidis, la langue froide et blanchâtre
sans être couverte, la respiration lente, laborieuse et
entrecoupée, la peau des mains ridée et gardant les plis
formés par le serrement, l'excrétion urinaire arrêtée,

la soif inextinguible , etc. Frictions ammoniacales camphrées , cataplasme chaud de farine de lin sur le ventre , cataplasmes chauds et couverts d'une couche de moutarde aux jambes , application de la chaleur au corps , potion de quatre onces d'infusion de fleurs de camomille avec deux onces de rob de sureau et une once et demie d'esprit de Mindererus , préparée chez M. le pharmacien Beyle , diète absolue , eau d'orge pour boisson. Sur les quatre heures après midi , je trouve le malade dans l'état suivant : face animée, chaleur au-dessus de l'état normal à toute la surface du corps , sueur abondante , pouls fréquent et fort , cessation des principaux symptômes morbifiques. On ôte au malade les cataplasmes. Je recommande de ne lui donner que de l'eau d'orge.

Le 3, état très-satisfaisant ; les urines reprennent leur cours ordinaire ; quelques selles verdâtres et fétides prouvent l'évacuation de la bile ; le malade ne prend qu'un mucilage de gomme arabique avec du sirop de guimauve.

Le 4 , l'amélioration se manifeste de plus en plus.

Le 5, convalescence, et le 8, rétablissement complet.

74ᵉ cas, guéri.

Jean Baptiste Van Issenhoven , âgé d'environ quatre ans, d'une constitution faible , fils de Thomas, ouvrier , marché aux chevaux, à l'étal n° 486 , gagne , dans la nuit du 1 au 2 octobre 1832 , sans s'être plaint auparavant de la moindre indisposition , des coliques, des spasmes aux mollets , des vomissemens séreux et

semblables à une décoction de riz et de nombreuses
évacuations alvines de la même nature, etc. Le père
réclame mes soins vers les sept heures du matin. Je
remarque chez cet enfant, outre les déjections, une
pâleur mortelle, une altération profonde des traits de la
figure, un enfoncement des yeux, entourés d'un cercle
plombé, un refroidissement des membres, un enrouement de la voix, un pouls ralenti et presque insensible,
etc. Je le fais frictionner avec de l'eau-de-vie chauffée;
puis on l'enveloppe chaudement; on lui applique aux
jambes des cataplasmes chauds et couverts d'une
couche de moutarde; on lui administre, comme boisson,
de demi-heure en demi-heure, une cuillerée à café
d'esprit de Mindererus dans du thé de camomille, et
on le tient à la diète absolue. Au bout de quelques
heures, le corps est d'une chaleur universelle, la face
s'anime, le pouls se relève, les spasmes, la douleur
abdominale et les déjections cessent. On enlève les
cataplasmes, et l'enfant ne reçoit plus que de la décoction
d'orge. Vers les six heures du soir, le changement favorable, survenu depuis le matin, s'annonce par le retour
de la gaîté du petit malade. Dans la nuit, les urines
reprennent leurs cours naturel.

Le 3, continuation de mieux en mieux; l'appétit se
fait sentir; solution de gomme arabique et quelques
cuillerées de lait de temps en temps.

Le 4, convalescence assurée, et le 6, guérison
parfaite.

75.ᵉ cas, guéri.

Elisabeth Soufflé, âgée de onze ans, bien constituée,

fille d'Antoine , ouvrier , rue du paradis n° 1880 , habitant dans une maison où le choléra avait déjà attaqué quelques personnes, est saisie, le 3 octobre 1832 , vers les dix heures du soir, de fortes convulsions , sans s'être plainte auparavant de la moindre incommodité , et presque aussitôt les traits de la figure s'altèrent profondément , les yeux s'enfoncent dans les orbites , la voix s'éteint , le pouls se perd , les membres se refroidissent et contractent une roideur tétanique; il survient des coliques, quelques vomissemens séreux, semblables à une décoction de riz, auxquels succèdent de nombreuses évacuations alvines liquides , blanchâtres et floconneuses , etc. J'ordonne de frictionner cette fille avec de l'esprit de vin chauffé, de la couvrir chaudement , de lui appliquer sur le ventre un cataplasme chaud de farine de lin et aux jambes des cataplasmes chauds et enduits de moutarde , de lui administrer par cuillerées , dans l'espace de quelques heures , une potion de trois onces d'infusion de fleurs de sureau avec une once d'esprit de Mindererus , préparée chez M. pharmacien Schewyck, et de ne rien lui laisser prendre , dans les intervalles , qu'un peu d'eau d'orge pour boisson.

Le 4 , vers les sept heures du matin, je trouve la petite malade dans une vive réaction sans la moindre humidité à la peau : la chaleur du corps est très-forte, la physionomie animée , les yeux sont très-injectés de sang , la langue rouge à ses bords et blanche au milieu, mais plate et large, la soif ardente, le pouls grand et accéléré ; elle est dans un assoupissement inquiétant ; le ventre est un peu ballonné sans être douloureux au toucher ; les déjections et la roideur des membres ont cessé, etc. Je fais ôter les cataplasmes ; je recommande de ne rien lui donner que de la décoction d'orge pour calmer la soif et d'appliquer derrière les oreilles huit sangsues, dont les piqûres ont saigné pendant neuf heures ; alors je fais arrêter le saignement, attendu qu'il n'existe plus aucun vestige de congestion cérébrale. Il est à remarquer que sous l'influence de cette évacuation sanguine, la sueur a commencé à couler copieusement, et un mieux étonnant s'est opéré dans l'état de l'enfant.

Le 5, l'amélioration se prononce de plus en plus ; les urines reprennent leur cours ordinaire. Malgré la forte perte de sang que la malade a essuyée, elle marche rapidement vers la guérison.

Le 6, le 7 et le 8, la convalescence se consolide de jour en jour davantage ; un régime doux et de facile digestion, approprié à la situation de l'enfant, est suivi avec soin. Le 10, elle sort, ayant entièrement recouvré la santé.

76ᵉ cas, guéri.

Marie Lambrechts, laitière, âgée de 20 ans, d'une constitution assez forte, courte rue de St.-Anne n° 2022, où plusieurs ménages sont affligés par le choléra, gagne sans cause connue, dans la nuit du 6 au 7 octobre 1832, après avoir été bien portante la veille, de violentes coliques, quelques vomissemens séreux et des selles fréquentes, analogues à une décoction de riz. Appelé vers les six heures du matin, je la visite immédiatement.

Elle présente les symptômes suivans : grand affaissement, anxiétés, pâleur et forte décomposition de la figure, enfoncement des yeux , environnés d'un cercle bleuâtre, raucité de la voix , respiration lente et gênée , pouls radial presque nul , froid des membres , aspect terreux de la peau , déjections pâles et floconneuses , soif excessive , langue refroidie et couverte d'un enduit muqueux blanchâtre , peau des mains ridée et conservant les plis formés par le serrement, etc. Frictions ammoniacales camphrées , cataplasme chaud de farine de lin sur le ventre , cataplasmes chauds et sinapisés aux jambes , application de la chaleur au corps, potion d'une infusion de fleurs de camomille avec deux onces de rob de sureau et une once et demie d'esprit de Mindererus, préparée chez M. le pharmacien Schewyck , diète absolue, décoction d'orge pour boisson.

Sur les onze heures, la réaction commence à s'opérer, et les symptômes morbifiques diminuent à mesure qu'elle se développe. Vers le soir , une douce sueur couvre le corps ; les douleurs abdominales et les déjections ont cessé : la malade est dans un calme parfait ; la physionomie , la voix , le pouls , la respiration , l'état de la peau et de la langue , tout annonce la plus grande amélioration.

Le 8 , état entièrement satisfaisant ; l'excrétion urinaire se fait comme d'ordinaire ; deux selles fétides et de couleur jaunâtre constatent l'effusion de la bile dans le duodénum ; la malade ne prend qu'une décoction d'orge.

Le 9 , elle va de mieux en mieux ; l'appétit se fait sentir , mais je ne lui permets de prendre que du lait coupé d'eau d'orge.

Le 10 , la convalescence est certaine.

Le 15 , étant parfaitement rétablie , elle reprend ses occupations ordinaires.

77.e cas , guéri.

Adrienne Benoit , ouvrière, âgée de 57 ans , d'une constitution assez robuste , rue de la vigne n° 895 , affectée depuis deux à trois jours de serrement à la tête , d'éblouissemens, de nausées , de soif, d'une ardeur au creux de l'estomac , de borborygmes et d'un sentiment de malaise dans le ventre avec perte d'appétit, lorsque le 8 octobre 1832 , elle est saisie de coliques et de nombreuses évacuations alvines , aqueuses et semblables à une décoction d'avoine. Sur les trois heures après midi , je la trouve dans l'état suivant : abattement général , traits de la figure grippés , yeux enfoncés et entourés d'un cercle plombé, peau pâle et d'une moiteur visqueuse , tête et membres légèrement refroidis , pouls vacillant et disparaissant sous le doigt , langue froide et chargée d'un léger enduit muqueux blanchâtre , respiration difficile , oppressions pulmonaires , accablement , envies de vomir continuelles , voix enrouée , tiraillemens spasmodiques aux mollets , urines supprimées, soif très-vive , etc. Bain de pieds fortement sinapisé , pendant qu'on pratique des frictions alcoholiques sur la colonne vertébrale et sur les bras , cataplasme chaud de farine de lin sur le ventre, potion d'une infusion de fleurs de camomille avec une once et demie d'esprit de Mindererus et deux onces de rob de sureau , préparée chez M. le pharmacien Schewyck , ce sont les moyens que je prescris, en recommandant de couvrir chaudement la malade, de la tenir à la diète absolue et de ne lui donner que de la décoction d'orge pour calmer la soif. Vers les neuf heures du soir, réaction très-forte , suivie d'une sueur copieuse, sous l'influence de laquelle disparaissent les symptômes morbifiques. Dans la nuit, retour de l'excrétion urinaire ; trois selles verdâtres.

Le 9, l'amélioration se manifeste de plus en plus ; l'appétit revient ; la malade ne fait usage que d'une solution de gomme arabique.

Le 10 , convalescence , et le 13, guérison parfaite.

78.e cas , guéri.

Marie Cornelie Schrauwen , ouvrière , âgée de 18 ans, d'une constitution assez forte, jardin des capucins n° 4, commence à ressentir, le 8 octobre 1832 , une forte céphalalgie , accompagnée de lassitudes , d'anorexie, de vertiges , d'obscurcissement de la vue et de nausées. Cette disposition morbifique continue jusqu'au 12 sans qu'elle réclame aucun secours de l'art ; alors il se déclare un sentiment d'ardeur dans l'abdomen , des vomissemens aqueux , analogues à une décoction d'avoine et quelques évacuations alvines de la même nature. Lorsque je visite la malade , le 12 , sur les cinq heures après midi, les traits de la face sont altérés et grippés, les yeux retirés dans les orbites et environnés d'un cercle plombé, la voix affaissée et rauque, le pouls concentré et intermittent , la chaleur de la peau à peu près naturelle , la langue pâle , mais plate et large , les urines supprimées , la soif très-forte , les déjections blanchâtres et floconneuses, etc. Après avoir bien frotté à sec avec de la flanelle chaude le dos et les extrémités , on enveloppe la malade de couvertures de laine ; on lui applique aux jambes des cataplasmes chauds et enduits de moutarde ; on lui administre , toutes les heures , deux cuillerées d'une potion de quatre onces d'infusion de fleurs de camomille avec deux onces de rob de sureau et une once et demie d'esprit de Mindererus , préparée à la pharmacie des pauvres : dans l'intervalle , elle ne prend qu'un peu de thé pour boisson. Quelques heures après, la réaction commence à s'opérer.

Le 13 , vers les six heures du matin , je trouve la malade dans un état très-favorable : elle sue copieusement; toutes les parties du corps sont chaudes, la face rouge et animée , la langue naturelle , le pouls développé et régulier , enfin il n'existe presque plus aucune trace de la maladie. Elle ne prend que de la décoction d'orge en boisson. L'excrétion urinaire a reparu dans la journée.

Le 14 et le 15, convalescence , mais grande mobilité nerveuse ; prescription de six onces de mucilage de gomme arabique avec une once et demie de sirop de laitue. Il lui survient une fièvre intermittente , dont elle est promptement rétablie.

79.ᵉ *cas, guéri.*

Marie Barbe Kreuschot , femme Issenhoven, ouvrière , âgée de 38 ans , d'une constitution assez forte , rue de la boutique n° 998 , est accouchée depuis quinze jours et se trouve encore très-affaiblie , lorsqu'elle ressent inopinément, dans la nuit du 12 au 13 octobre 1832 , de vives coliques, des crampes dans les mollets, de fréquentes déjections séreuses par haut et par bas, ressemblant à une décoction de riz, etc. Son mari réclame mes soins vers les six heures du matin, et m'informe que sa belle-mère , qui habitait avec lui, vient de succomber au choléra. (a) Je me rends de suite auprès de sa femme , couchée dans le même lit qui avait été occupé par la défunte. La malade est assoupie et dans un grand affaissement ; les yeux sont éteints , cachés à moitié sous la paupière supérieure et entourés d'un cercle livide , la pupille dilatée, la figure profondément altérée et portant l'empreinte cholérique , la voix sépulcrale, la langue pâle et refroidie, la respiration ralentie et suffocative , la tête et les extrémités supérieures froides, la peau des mains ridée et comme bouillie à la paume des mains , le pouls très-petit , lent et presque imperceptible ; elle éprouve une extrême anxiété, une soif dévorante et de nombreux vomissemens d'une matière aqueuse et blanchâtre ; elle est tourmentée successivement de spasmes dans les mollets et de tranchées très-douloureuses dans l'abdomen ; etc. Je lui fais frictionner la surface dorsale et les membres avec de l'esprit de vin camphré et de l'ammoniaque ;

(a) Il paraît que sa maison était fortement infectée par l'émanation cholérique, puisqu'une personne étrangère très-bien portante y a contracté le choléra immédiatement après y avoir séjourné quelques heures pour soigner Barbe Kreuschot. Cette personne a été sur le champ envoyée à l'hôpital des cholériques par M. le docteur Van der Heyden.

puis elle est chaudement couverte ; on lui applique aux jambes des cataplasmes de farine de lin chauds et enduits de moutarde ; je lui prescris une potion d'une infusion de fleurs de camomille avec une once et demie d'esprit de Mindererus et deux onces de rob de sureau, préparée à la pharmacie des pauvres, et dont elle prend, toutes les demi-heures, deux cuillerées : dans les intervalles, on ne lui donne que de la décoction de riz pour boisson.

Vers les quatre heures après midi, je la revois ; elle a pris sa potion ; il n'y a aucun changement, sinon qu'elle paraît tant soit peu plus animée ; je prescris encore une once et demie d'esprit de Mindererus dans quatre onces d'infusion de fleurs de sureau, pour en prendre une cuillerée de quart d'heure en quart d'heure ; je fais répéter les frictions ammoniacales camphrées et renouveler les cataplasmes sinapisés. Au bout de quelques heures, la chaleur se répand sur toute la surface du corps ; les vomissemens, les selles, les crampes et les tranchées abdominales cessent ; le pouls se développe ; la réaction se montre avec force et donne naissance à une congestion cérébrale très-inquiétante ; mais presque aussitôt il survient un écoulement abondant de sang par le vagin. Je regarde d'abord cet écoulement comme salutaire parce qu'il enlève visiblement l'assoupissement et les autres symptômes de l'affection du cerveau. Cette hémorrhagie, très-considérable, ayant duré trois à quatre heures et effrayé les assistans, s'arrête presque immédiatement lorsqu'une sueur copieuse se manifeste chez la malade ; et je me félicite de n'avoir tenté aucun moyen pour combattre cette évacuation véritablement critique.

Le 14 , amélioration étonnante : le pouls , malgré
la forte perte de sang éprouvée par la malade, est relevé,
la peau universellement chaude et d'une douce moiteur,
la physionomie à peu près revenue à son expression
naturelle ; les urines reprennent leur cours ordinaire ,
enfin tout indique que la guérison est prochaine ; la
malade ne prend que de la décoction d'orge.

Le 15 et le 16, elle va de mieux en mieux; la convalescence est assurée ; on lui donne de temps en temps
un peu de gelée de veau.

Le 17 , je lui permets de faire un usage modéré de
café au lait et de sagou cuit dans du bouillon de veau.
Les jours suivans, l'alimentation est convenablement
augmentée. Un régime analeptique , observé soigneusement , la ramène bientôt à une santé parfaite.

80.e *cas , terminé par la mort.*

François Geefs , âgé de 11 ans, d'une constitution
débile , fils d'Antoine , ouvrier, courte rue de S^{te}.-Anne
n° 2024 , est pris tout-à-coup , dans la nuit du 13 au 14
octobre 1832 , de violentes douleurs abdominales, de
fortes crampes dans les membres et de nombreuses
déjections liquides par haut et par bas , semblables à
une décoction d'avoine. Ce n'est que sur les onze heures
que les parens , voyant l'enfant à toute extrémité ,
réclament mes soins ; mais étant absent, je ne le vois
qu'à deux heures et demie après midi. Je trouve le
malheureux dans un état d'asphyxie, offrant l'aspect
d'un cadavre : le corps est d'une teinte violacée et d'un
froid glacial, la voix presque entièrement éteinte, la

langue pâle et refroidie, le pouls nul, la respiration
ralentie, abdominale et entrecoupée, la face profondément altérée, les yeux sont enfoncés, fixes, entre-ouverts
et entourés d'un cercle noirâtre, la pupille dilatée,
les urines supprimées, etc. ; l'épuisement de la vitalité a
fait cesser les crampes, les coliques et les déjections,
et le petit malade est tellement cadavérisé qu'en m'approchant de lui, je l'ai cru mort. Ce corps pour ainsi
dire inanimé, ayant été frictionné, pendant une demi-
heure, avec une once et demie d'ammoniaque et quelques
onces d'esprit de vin camphré, semble reprendre un peu
de vie, éprouve de nouveau quelques crampes et rejette,
deux ou trois fois, par haut et par bas une matière
aqueuse et blanchâtre. Après les frictions, on l'enveloppe
de couvertures de laine en y ajoutant des cruches d'eau
chaude ; on lui couvre le ventre d'un cataplasme
émollient et les jambes de cataplasmes de farine de
lin chauds et couverts d'une couche de moutarde, et
on lui administre, de quart d'heure en quart d'heure,
une cuillerée d'une potion de quatre onces d'infusion
de fleurs de camomille avec une once et demie d'esprit
de Mindererus et deux onces de rob de sureau, préparée
chez M. le pharmacien Beyle.

Vers les huit heures du soir, je remarque que le
malade est un peu ranimé, que les extrémités inférieures
se sont réchauffées faiblement, et qu'il demande à boire,
mais d'une voix creuse et affaissée ; sa potion est prise ;
je lui prescris encore une once et demie d'esprit de
Mindererus dans une infusion de fleurs de camomille.
A minuit, je revois le malade ; il vient d'achever sa
seconde potion. N'observant aucun changement dans

son état, je la fais réitérer. On lui donne de l'eau d'orge pour boisson (a).

Le 15, à six heures du matin, je le trouve plus animé ; le pouls se fait sentir à l'artère radiale ; les extrémités inférieures sont d'une chaleur plus prononcée ; mais la tête et les extrémités supérieures restent froides et glacées ; il est moins assoupi et demande souvent à boire ; les vomissemens, les selles et les spasmes n'ont plus reparu depuis minuit. Je lui fais frotter de nouveau le dos et les membres avec un morceau de laine chaud et imbibé d'ammoniaque et d'esprit de vin camphré ; je fais ensuite couvrir la colonne vertébrale d'un large vésicatoire, changer les cataplasmes sinapisés et renouveler l'application de la chaleur par des couvertures chauffées et par des cruches d'eau chaude ; et bien que le petit malade ait déjà pris quatre onces et demie d'esprit de Mindererus, je lui prescris encore une once de cette préparation ammoniacale dans trois onces d'infusion de fleurs de tilleuls, à prendre par cuillerées. Je le revois vers les onze heures ; la réaction commence à s'opérer ; je fais répéter la dernière potion.

Sur les trois heures après midi, je remarque que le corps est entièrement réchauffé : la réaction se fait fortement ; les cataplasmes sont enlevés, et le malade ne prend plus qu'une solution de gomme arabique.

Le 16, à ma visite du matin, amélioration remarquable : toute la surface du corps est d'une chaleur

---

(a) Je ferai remarquer ici que, dans le traitement du choléra, j'ai toujours fait prendre la boisson tiède dans les deux premières périodes, froide lorsque la réaction était forte, et de nouveau tiède dès que la sueur coulait.

douce et d'une bonne moiteur , le pouls relevé , la voix distincte , l'assoupissement a cessé ; l'excrétion urinaire se fait ; deux selles d'une couleur jaune-verdâtre viennent de signaler le retour de la bile dans le canal alimentaire ; le petit malade couvre ma main de baisers pour me témoigner sa réconnaissance du changement favorable qu'il éprouve , enfin l'état de cet intéressant enfant est amélioré d'une telle manière qu'il paraît être à la veille de la convalescence. Je ne lui prescris que quelques onces de mucilage de gomme arabique avec du sirop de tridace. Vers les onze heures , je retourne auprès de lui ; rien n'est venu affaiblir mon espoir de le sauver.

Je ne suis pas peu surpris , lorsque sur les huit heures du soir , je revois le malade , retombé dans l'affaissement : une humidité visqueuse couvre le corps ; la tête et les membres sont d'un froid glacial , le pouls presque imperceptible , les yeux tournés en haut et à moitié fermés, la pupille dilatée ; il y a assoupissement profond , respiration suspirieuse , etc. J'apprends que l'état de l'enfant est empiré depuis environ deux heures, et qu'on a négligé de tenir chaudement ce malheureux , resté , pendant tout l'après-midi , sans être couvert , malgré mes exhortations à observer ponctuellement les soins hygiéniques. Des frictions ammoniacales camphrées , l'application de cataplasmes sinapisés et de la chaleur par des couvertures et par des cruches d'eau chaude , l'emploi du camphre à l'intérieur et de lavemens d'acétate d'ammoniaque, tout cela n'a pu arrêter la mort, arrivée le lendemain, vers les six heures du matin.

Je ne doute pas que le refroidissement n'ait été la cause du changement funeste et inattendu où j'ai trouvé l'enfant, le 16 octobre au soir; car, dans le choléra, un rien peut détruire le pronostic le plus favorable et ôter au médecin l'espoir le mieux fondé de sauver le malade. Lors de la réaction, il y a une exaltation de la sensibilité, et l'on ne saurait être trop scrupuleux à éviter l'impression du froid et tout ce qui est capable d'interrompre ou de détourner de sa destination ce mouvement nécessaire pour amener la maladie à une terminaison heureuse : il faut, ainsi que je l'ai déjà dit, ne pas le troubler, tant qu'il est modéré et qu'il ne se complique pas de congestions ou d'inflammations viscérales. Dès que la réaction s'opère, le moment est arrivé de prendre les plus grandes précautions et de ne pas s'en relâcher jusqu'à l'entier rétablissement. Mais il est malheureusement difficile de faire comprendre à des gens stupides toute l'importance de cette vérité. Je m'en suis souvent convaincu chez les pauvres pendant la durée de l'épidémie cholérique : aussitôt qu'il y avait apparence d'amélioration, ils croyaient pouvoir sans risque se dispenser de suivre les conseils du médecin. Il fallait exercer sur eux la surveillance la plus active ; sans cela il était à peu près impossible d'obtenir des succès dans le traitement. Que de visites ne leur ai-je pas faites jour et nuit pour surveiller l'exécution de mes ordonnances ! Que de fois n'ai-je pas dû employer tous les moyens imaginables de persuasion, douceur, réprimande et menace, pour les déterminer à se soumettre fidèlement à mes avis ! Mais je dois ajouter que, si ma sollicitude pour eux, lors de cette terrible maladie,

a rencontré quelque fois des contrariétés, je ne regrette
point de leur avoir sacrifié mon temps et de les avoir
aidés autant que ma position le permettait ; j'en ai été
amplement récompensé par la vive satisfaction que j'ai
éprouvée à leur être utile et par la reconnaissance
qu'un grand nombre d'entre eux ne cessent de me
témoigner jusqu'à ce jour ; et si jamais pareille circonstance se représentait, ils me trouveraient toujours
prêt à leur prodiguer mes soins et à les assister de tous
mes moyens.

INSTRUCTION SUR LES PRÉCEPTES

HYGIÉNIQUES

CONTRE LE

CHOLÉRA-MORBUS (a).

CHAPITRE PREMIER.

DES PRÉCEPTES GÉNÉRAUX.

Les préceptes généraux entrent spécialement dans les attributions de l'autorité, appelée à surveiller tout ce qui se rattache à la conservation de la santé publique. Lorsqu'une maladie épidémique grave se développe dans un pays, ou qu'elle menace de l'envahir, l'autorité doit s'entourer des lumières des hommes de l'art et redoubler de soins et d'efforts pour faire observer les règles de l'hygiène.

(a) La commission médicale de la province d'Anvers, invitée par l'autorité, en 1831, à rédiger un aperçu sur les précautions à prendre contre l'invasion et le développement du choléra-morbus, me choisit parmi ses membres pour faire ce travail. L'instruction prophylactique que j'ai rédigée fut approuvée par la commission et imprimée, par ordre de M. le gouverneur, chez Heirstraten; Anvers, 1831, brochure in-8.º En composant cette nouvelle instruction, je n'ai pu éviter de reproduire des avis hygiéniques que j'avais donnés dans cette brochure et dans mon ouvrage sur l'*Hygiène militaire*; 2ᵉ édition, 1823, Anvers, imprimerie de Jouan.

§. I.

La salubrité de l'air est un des principaux points hygiéniques sur lesquels l'autorité doit fixer constamment une grande attention dans tous les lieux habités, principalement dans les villes, où l'air est le plus sujet à s'altérer, surtout quand elles sont situées dans des localités basses, humides et marécageuses, dans le voisinage de canaux ou d'eaux stagnantes. Or, il faut chercher à favoriser partout la libre circulation de l'air ; à détruire, autant que possible, les obstacles à cette circulation dans les rues et dans les places publiques ; enlever les immondices, supprimer les mares infectes et donner de l'écoulement aux eaux stagnantes. La police doit surveiller avec activité les boucheries et les voiries, l'enlèvement des cadavres d'animaux et des débris des animaux abattus : elle doit avoir soin qu'on ne les laisse traîner ni jeter dans les rivières ou ruisseaux, mais il faut les faire enfouir de suite dans un endroit écarté et à une telle profondeur que leurs émanations ne puissent nuire. Elle doit également veiller à l'enterrement des hommes décédés : il ne faudrait pas souffrir que, dans un temps d'épidémie ou pendant de fortes chaleurs d'été, les morts restassent plus long-temps exposés que vingt-quatre heures, à moins que le médecin-traitant ne certifie la nécessité de prolonger cette durée. Il faut les faire couvrir de six à sept pieds de terre et davantage si l'on met plusieurs cadavres ensemble.

La police doit exercer une surveillance rigoureuse

sur le curage des égouts et des puits, sur la propreté
des rues, des ports, des bassins, des canaux, spécialement sur celle des rivages et des endroits peu profonds
d'où l'eau se retire et laisse à nu une vase infecte,
d'autant plus délétère que la saison est plus chaude.
Cette vase, chargée de matières animales et végétales,
étant à découvert, absorbe l'oxigène de l'air ; l'eau
qu'elle contient se décompose ; la putréfaction n'étant
plus empêchée, il se forme une véritable fermentation,
et les gaz qui s'en dégagent entraînent avec eux des
parties des substances putrifiées, qui causent des effets
pernicieux sur l'organisme : voilà pourquoi il faut avoir
soin que les fossés dans l'intérieur et autour des villes
ne soient jamais à sec dans aucune saison où l'air ne
serait pas condensé par le froid. Enfin, il faut faire
disparaître tous les foyers d'infection qui existent ou
peuvent se former, soit dans les villes, soit au-dehors
et partout où l'on en rencontre. Je ferai cependant
observer que le curage des égouts, des canaux, des
fosses d'aisance, etc. réclame beaucoup de précautions :
il ne faut y procéder que dans la saison froide et, autant
que possible, pendant que l'air est froid et sec. Si on le
faisait pendant la chaleur, surtout lorsque l'atmosphère
est chaude et humide, il pourrait en naître des accidens.

Comme l'émanation cholérique paraît avoir une
grande affinité pour l'eau, à laquelle elle se mêle probablement, il ne faut pas permettre qu'on remue aucune
vase quelconque dans les contrées envahies par le
choléra. On a vu quelquefois que, par le nettoiement
d'un canal ou d'un égout, la maladie, qui était assoupie,
se réveillait avec fureur. On a eu à Bruges un triste

exemple de cette imprudence , pendant l'épidémie cholérique qui a affligé nos provinces.

§. II.

Les prisons , les hôpitaux , les manufactures , les fabriques , les ateliers de charité et tous les établissemens où il y a assemblement d'hommes , peuvent compromettre la salubrité publique par l'altération de l'air et les émanations qui s'y forment. L'autorité doit apporter une grande vigilance à faire observer dans ces lieux toutes les mesures sanitaires , commandées par l'hygiène. Elle ne doit pas souffrir qu'il y existe de l'encombrement ; car rien n'est plus funeste en général et plus propre à favoriser l'invasion et le développement des maladies. On doit veiller à ce que l'air y circule toujours librement ; qu'il y ait un nombre suffisant de fenêtres , qu'elles soient assez grandes, construites assez bas et opposées , autant que possible, l'une à l'autre ; qu'il y ait en outre des soupiraux et des ventilateurs dans tous les appartemens, afin de donner un accès facile à l'air et à la lumière ; que les cheminées tirent bien et soient placées de manière à concourir au renouvellement de l'air ; que les murs soient blanchis une ou deux fois par an ; qu'il ne règne aucune humidité nuisible ; que les égouts et les lieux d'aisance soient entretenus le plus proprement possible *(a)*; qu'aucune

____

(a) Pour que les miasmes qui émanent des latrines ne se répandent dans les chambres et qu'on n'en soit pas incommodé , il faut éloigner convenablement les privés, les faire fermer par deux portes battantes et les faire construire en sorte que leur puanteur ne se fasse odeur infecte ne réveille son existence ; enfin que toutes les règles hygiéniques soient exactement observées.

§. III.

Dans les ports., la visite des navires doit être faite avec grand soin par des médecins chargés de la police médicale. Les navires soupçonnés d'être infectés de l'émanation cholérique , ceux qui viennent des pays où le choléra règne , ainsi que ceux sur lesquels il s'est déclaré en route , seront tenus, avant d'aborder et de débarquer , de décharger leurs marchandises et d'exposer au grand air, pendant un ou deux jours , toutes celles qui sont susceptibles de retenir des miasmes, mais en ayant soin de les disposer de manière à ce que l'air puisse les pénétrer autant que possible : dans cet intervalle , les bâtimens seront nettoyés et soumis aux fumigations d'acide muriatique oxygéné ou chlore. Cette mesure est suffisante pour détruire l'infection, et il est à souhaiter dans l'intérêt même de la santé publique qu'elle l'emporte sur celles consacrées par les lois de quarantaine , dont l'exécution entrave le commerce et occasionne des frais immenses. Je ferai observer que pour annihiler l'effet de la cause morbifique et pour arrêter la maladie parmi les hommes à bord d'un vaisseau où elle s'est manifestée, il faut les faire sortir du foyer

---

jamais sentir. Si le local est situé au bord d'une rivière , il faut alors les établir au-dessus de l'eau , afin que le courant entraine les matières. Mais on doit avoir la précaution de ne pas les éloigner tellement qu'un homme sortant de lit ou d'un appartement chaud ait besoin de traverser de grandes cours ou des lieux où il est exposé au froid et au vent. Voy. mon *Hygiène militaire.*

d'infection et les envoyer dans un lieu sain. Rien ne convient mieux dans ce cas que l'air salubre de la campagne. La prédispotion même qu'ils peuvent avoir contractée à gagner la maladie, se perd par le séjour à la campagne, et l'expérience a constaté qu'il n'y a rien à craindre pour les personnes respirant un air pur de la part des individus affectés d'une telle prédispotion, et même fort peu de la part de ceux qui sont réellement atteints de la maladie.

La police médicale ne doit pas se borner à une inspection sanitaire de chaque navire qui arrive, mais il convient d'examiner souvent l'état hygiénique de tous les navires indistictement qui se trouvent en rade ; car cet état peut avoir une grande influence sur la naissance et le développement de maladies épidémiques, comme par exemple, lorsque l'eau de la cale est à un haut degré de putréfaction et de décomposition ; de sorte qu'on ne saurait prendre trop de précautions pour se garantir des exhalaisons qui émanent des navires où règne la malpropreté.

Il faut entretenir sur les navires la libre circulation de l'air et une grande propreté ; chasser sans cesse par la ventilation les miasmes qui naissent dans les espaces inférieurs des bâtimens ; ne point souffrir que l'eau s'y corrompe ; et si des émanations putrides s'y forment, les détruire sur-le-champ. On sait qu'on emploie avec avantage pour cet effet les fumigations guytoniennes, ainsi que les aspersions d'une solution de chlorure de chaux ou de soude dans de l'eau distillée. Chaque capitaine de navire devrait être tenu d'avoir toujours à bord une provision suffisante de moyens désinfectans pour la purification du bâtiment, et de se munir de tout ce qui est nécessaire pour empêcher l'eau de la cale de se corrompre. Il ne faut pas seulement traiter chaque navire, à son arrivée d'après sa patente de santé, mais également d'après son état de propreté. Tous les navires nouvellement arrivés que leur malpropreté ou l'état dans lequel se trouvent l'eau de la cale et le lest pourraient rendre suspects, devraient être tenus indistinctement de subir une purification, sous la plus scrupuleuse surveillance, avant qu'il leur soit permis de pénétrer dans l'intérieur du port et de s'approcher de lieux habités. On parviendra à assainir les navires malpropres en y introduisant une masse assez considérable d'eau et en l'évacuant au moyen de la pompe, ou bien en y faisant des fumigations d'acide muriatique oxygéné, ou, au lieu de celles-ci, des aspersions et des ablutions avec une solution de chlorure de chaux ou de soude.

En parlant des navires, je ferai remarquer qu'il faut faire un bon choix pour les places de mouillage. Ces places doivent être établies dans des lieux convenables et situés à une assez grande distance des habitations. Il faut veiller à ce que, par l'évacuation de l'eau corrompue de la cale et par l'éjection du lest, les miasmes qui y sont contenus ne puissent point arriver jusqu'à des endroits habités. Dans toutes les circonstances, il serait prudent de faire exposer au grand air, pendant un ou deux jours, les choses poreuses que l'on décharge des vaisseaux, parce que les exhalaisons qui s'y développent pénètrent les balles de marchandises et pourraient produire des effets délétères.

§. IV.

L'autorité doit faire prendre sur tous les points des frontières les mêmes précautions que j'ai indiquées à l'égard des marchandises venant par mer des pays où le choléra règne, et qui seraient soupçonnées d'être infectées de l'émanation cholérique, c'est-à-dire les faire exposer au grand air, pendant un ou deux jours, avant de leur permettre l'entrée.

§. V.

Lorsque le choléra se montre, l'autorité doit porter toute son attention sur la classe des pauvres et sur les établissemens publics, dans lesquels il faut redoubler tous les soins relatifs à la salubrité ; elle doit éclairer les indigens sur les moyens de prévenir la maladie, chercher à leur procurer ce qui est nécessaire pour remplir ce but, et leur assurer d'avance tous les secours exigés pour les rétablir s'ils en sont frappés.

Il est généralement reconnu que la misère est un puissant auxiliaire du choléra : on observe dans les épidémies de cette maladie qu'elle attaque de préférence les personnes de la classe la moins fortunée, celles qui sont mal nourries, mal vêtues, négligeant la propreté, celles qui sont beaucoup exposées aux alternatives du chaud au froid, ainsi que celles qui sont en butte aux passions tristes. L'autorité d'un pays désolé par ce fléau ne doit donc calculer aucun sacrifice pour diminuer la misère, pour subvenir aux besoins des nécessiteux.

L'autorité doit charger des médecins de veiller journellement à l'exécution des préceptes hygiéniques dans
les maisons de la classe indigente , ainsi que dans les
établissemens publics où se trouve réuni un certain
nombre d'hommes. Dès qu'un cas de choléra se présente , il faut tâcher d'isoler l'individu malade. L'isole-
ment mérite d'être recommandé , attendu que , selon
toute probabilité , le choléra sans être d'un caractère
contagieux peut , dans quelques cas , se contracter
quand on inspire , pendant un certain temps , les
miasmes qui s'exhalent du cholérique. D'après cela , il
est de la dernière importance de faire circuler l'air,
autant que possible , dans les maisons où la maladie
se déclare , sans considérer que tout porte à croire
qu'elle naît d'une émanation terrestre, ce qui indique
d'autant plus fortement le renouvellement continuel de
l'air. J'ai généralement observé dans les maisons où le
choléra se manifestait , même dans des habitations fort
étroites et occupées par un grand nombre d'invidus ,
que, lorsqu'on faisait circuler librement l'air, la maladie se bornait et n'y attaquait plus personne , malgré
toutes les communications que l'on avait avec le cholérique , souvent couché dans une petite chambre où se
tenait toute la famille , ainsi que cela est presque
toujours le cas chez les pauvres.

Indépendamment des moyens que l'on emploie pour
entretenir la libre circulation de l'air, la prudence exige
de prendre des précautions à l'égard des objets dont le
cholérique s'est servi : par exemple , il faut tremper
immédiatement dans l'eau ou exposer en plein air, où
le pouvoir infectant se perd de suite , les effets qui ont

été à son usage; si le malade est rétabli ou décédé, il faut aussitôt laver et fumiger par le chlore l'appartement, le lit et les autres choses qu'il peut avoir infectés, et la paille qui peut avoir servi à son coucher doit être brûlée. Cette dernière mesure doit être scrupuleusement exécutée; car à défaut de cette précaution, cette paille pourrait faire naître un foyer d'infection, ou bien, si on l'employait à la litière des bestiaux, il pourrait s'ensuivre des épizooties (a).

§. VI.

Une excellente mesure hygiénique, qui mérite également l'attention de l'autorité, c'est d'établir, lors d'une épidémie de choléra, de vastes bâtimens, bien aérés et sains, destinés à recueillir les personnes bien portantes des maisons de la classe indigente dans lesquelles la maladie s'est manifestée, surtout lorsqu'on ne peut pas y exécuter sur-le-champ ce qui est nécessaire pour empêcher ou détruire l'infection.

§. VII.

Un point hygiénique que l'autorité doit faire strictement surveiller, c'est l'enterrement des personnes enlevées par le choléra. Cet enterrement doit avoir lieu immédiatement après les vingt-quatre heures du décès. Mais il convient de ne pas le faire plus tôt; car une trop grande précipitation à les inhumer pourrait

---

(a) J'ai exposé dans mon *Hygiène militaire*, (*section de propreté*) les mesures prophylactiques à prendre dans les hôpitaux.

avoir des suites fâcheuses , puisque le cholérique peut se trouver dans un état de mort apparente par asphyxie , syncope ou narcotisme. Pendant les vingt-quatre heures qui précèdent l'inhumation, il faudrait exposer le cadavre dans un lieu convenable en plein air et le saupoudrer de chaux vive , afin d'anéantir l'effet pernicieux de l'exhalaison qui se dégage dans les derniers momens du cholérique, et dont le corps pourrait conserver le pouvoir infectant quelques heures après la mort. La prudence commande de ne pas permettre que le défunt soit porté à l'église. Il est inutile de rappeler qu'il doit être mis assez profondément en terre ; précaution qu'il ne faut pas même négliger dans les temps ordinaires. On a agi très-sagement , pour le dire en passant , d'établir les cimetières dans un certain éloignement de lieux habités et de défendre d'enterrer dans les églises : cette mesure, dictée par l'hygiène, est trop bien appréciée pour que j'aie besoin de m'y arrêter.

§. VIII.

Lors d'une épidémie cholérique , il serait bon de pouvoir ventiler beaucoup les rues outre leur nettoiement, et de faire journellement dans les rues sales , étroites et obscures des fumigations guytoniennes, ou bien d'y répandre du chlorure de chaux ou de soude. Si la ventilation pouvait se pratiquer convenablement, elle serait , à mon avis, préférable à l'emploi des fumigations de chlore , tant prônées. Leur prétendu effet préservatif contre le choléra n'est aucunement prouvé: on a remarqué que cette maladie n'épargnait pas plus

les maisons où on les faisait jour et nuit que d'autres où
on ne les employait pas. Néanmoins je pense qu'on peut
les faire utilement dans les endroits mal aérés ou elles
n'incommodent pas, dans les lieux où se fait remarquer
une odeur infecte, et lorsqu'on procède au curage des
fosses d'aisance et d'autres foyers putrides ; car il paraît
incontestable qu'elles agissent contre les miasmes qui se
dégagent des matières animales et végétales en putréfaction ; miasmes dont l'action, comme je l'ai déjà dit,
dispose le corps à contracter le choléra. Je crois même
que les fumigations de vinaigre ou de substances odo-
rantes peuvent être de quelque utilité : si elles ne
décomposent pas les émanations putrides, elles masquent
du moins les odeurs infectes, qui, en affectant désa-
gréablement l'odorat, peuvent avoir une influence
nuisible sur l'organisme.

§. IX.

Dans les contrées affligées par le choléra, l'autorité
doit empêcher, autant que possible, les réunions publiques
où une multitude d'hommes s'assemblent, parce que
ces réunions nuisent par les miasmes qui s'y forment,
et qui peuvent être une cause prédisposante de la maladie.
Rien n'est plus contraire à la conservation de la santé
qu'une atmosphère chargée d'émanations qui naissent
d'animaux renfermés dans un lieu où l'air n'est pas
suffisamment renouvelé. L'effet de ces miasmes est plus
malsain que celui des miasmes provenant des substances
en putréfaction, vu qu'aux exhalaisons qui émanent
des corps vivans, se joint l'altération de l'air par la

respiration. Dans les épidémies cholériques , on a conseillé de fermer les théâtres , les cafés , les cabarets , les
églises , etc. Si l'autorité ne peut se déterminer à cette
mesure , il serait très-bon de n'ouvrir les cafés , les
cabarets et les églises que tard le matin et de les fermer
de bonne heure le soir , en ayant soin d'en laisser les
croisées ouvertes, aussi long-temps que possible. Il serait
également bon d'empêcher les bals , les processions,
les chemins de prière qui se font en nombreuse com-
pagnie , etc. Pendant la durée du choléra à Anvers ,
on a vu tous les soirs des rassemblemens de plusieurs
centaines d'individus des deux sexes et de tout âge ,
abandonnés à la crainte de gagner la maladie, parcourir
les rues en récitant des prières à haute voix. Ces gens,
appartenant pour la majeure partie à la classe des
pauvres , et dont un grand nombre était à peine couvert,
laissaient sur leurs pas une odeur infecte ; et après avoir
marché quelque temps , souvent par la pluie , ces
rassemblemens , dans lesquels tous les individus allaient
la tête nue et plusieurs nu-pieds , s'arrêtaient des
heures entières devant l'église cathédrale, exposés aux
intempéries de l'air. On ne peut douter qu'il n'en soit
résulté de graves inconvéniens pour la santé. D'ailleurs
ces sortes de pratiques religieuses , au lieu de rassurer,
remuent la sensibilité , augmentent la frayeur par
leur spectacle et prédisposent non-seulement au choléra,
mais à d'autres maladies.

§. X.

La peur doit être mise au nombre des plus fortes
causes prédisposantes du choléra. Cette affection de

l'âme exerce un pouvoir funeste dans toutes les maladies épidémiques. Par conséquent, lors d'une épidémie de choléra, l'autorité doit tâcher de prévenir les bruits capables d'alarmer ; elle-ne doit négliger aucune précaution pour rassurer le public , pour écarter tout ce qui peut contribuer à inspirer de la crainte ou de l'inquiétude.

<h3 style="text-align:center">§. XI.</h3>

Il est du devoir de l'autorité de faire veiller , dans tous les temps , à ce que les alimens et les boissons, qui sont mis en vente, soient de bonne qualité. Elle doit à cet égard assurer l'exécution de toutes les mesures réclamées par l'hygiène publique (a). C'est surtout dans les hôpitaux , dans les prisons , dans les ateliers de charité, etc. que les alimens, les boissons, les vaisseaux dans lesquels on les prépare ou conserve (b), enfin tout ce qui sert à la nourriture doit faire un objet spécial de son attention.

L'autorité doit faire particulièrement surveiller avec activité le pain, les viandes, les poissons , les fruits , etc., sans oublier l'eau qui sert aux besoins domestiques, qui est un article fort important sous le rapport de la santé, et qui, pour être potable, doit être sans saveur, sans odeur, d'une couleur limpide, d'une pesanteur huit-cent-cinquante fois plus grande que l'air atmosphé-

---

(a) J'ai détaillé ces mesures dans mon *Hygiène militaire.*

(b) On sait que ces vaisseaux , faits de cuivre , de plomb ou d'étain , peuvent , en s'oxidant, produire les plus horribles empoisonnemens , dont j'ai traité dans mon *Hygiène militaire* ; empoisonnemens qui , à un degré même très-faible , prédisposeraient au choléra en irritant la membrane muqueuse gastro-intestinale.

rique et bien dissoudre le savon et cuire facilement les légumes. L'eau qui coule sur un terrain sablonneux et quartzeux, et qui est toujours en grand mouvement et en libre contact avec l'air, est la plus propre aux usages alimentaires (a).

L'usage des viandes corrompues, d'un pain mal cuit ou de mauvaise qualité, des poissons et des fruits gâtés, ainsi que des fruits qui ne sont pas mûrs, est éminemment nuisible et dispose fortement à gagner le choléra. Il conviendrait même, lorsqu'il règne, de prohiber le débit de tous les fruits, parce que leur usage prédispose en général plus ou moins à la maladie.

CHAPITRE DEUXIÈME.

DES PRÉCEPTES SPÉCIAUX.

§. I.

L'utilité d'un air pur est constatée. Personne n'ignore que l'air de la campagne est toujours plus salubre que celui que l'on respire dans les villes, où un plus grand nombre d'hommes réunis, l'air stagnant dans les rues souvent sales, étroites et mal alignées, les égouts, les immondices, etc. concourent à le vicier. L'air le plus sain est celui des lieux un peu élevés, qui sont secs, éloignés d'eaux stagnantes, à l'abri de toute exhalaison marécageuse, et où les vicissitudes de l'atmosphère

---

(a) Si l'on est dans le cas de n'avoir que de la mauvaise eau, il faut employer, pour la corriger ou pour la purifier, les moyens que j'ai proposés dans mon *Hygiène militaire*.

et les transitions du chaud au froid se font le moins sentir. On peut admettre, comme règle générale, que l'air le plus salutaire est celui de douze à quinze degrés au-dessus de zéro (thermomètre de Réaumur), qui n'est altéré par aucune émanation , et dont la pesanteur ou la légèreté n'est pas trop considérable (a).

Il est essentiel que l'air que l'on respire soit salubre. La libre circulation de ce fluide doit être regardée comme un des premiers articles prophylactiques auxquels il faut s'attacher, afin que l'émanation cholérique ne puisse s'accumuler ou acquérir le moindre degré de concentration.

Comme la maladie paraît s'établir de préférence le long des rivières et des canaux, il est bon , si on le peut, de s'en éloigner , ainsi que des lacs , des marais et des rues basses , étroites , obscures et mal aérées. Il faut , s'il y a possibilité, rechercher les maisons spacieuses et éclairées. Il vaut mieux habiter les étages élevés et bien aérés que le rez de chaussée, où l'air est plus sujet à se corrompre , et où l'on est plus exposé aux exhalaisons terrestres.

D'après ce qui précède , on concevra que, lors d'une épidémie cholérique , on fait sagement de ne pas fréquenter les lieux où beaucoup d'individus se réunissent, tels que les théâtres, les estaminets ou autres assemblées ; qu'il est extrêmement nuisible d'habiter des maisons encombrées d'hommes ou d'animaux , ainsi que

---

(a) **Voy.** *ma Dissertation sur l'air atmosphérique et son influence sur l'économie animale.* Troisième édition , in-8º.; 1824, Amsterdam , chez Abbink , p. 52 et suivantes.

de se coucher à plusieurs personnes dans la même chambre. Il faut même éviter de se coucher dans des alcoves ou dans des lits entourés de rideaux , parce que l'air y circule difficilement. Il faut tous les jours renouveler soigneusement l'air dans les habitations et chercher à les faire construire de manière à favoriser ce renouvellement dans toutes leurs parties. Il faut avoir soin d'y faire blanchir une ou deux fois par an ; d'y entretenir le frais pendant les chaleurs de l'été , en tenant toutefois les croisées fermées la nuit , savoir celles des appartemens où l'on se trouve , et de ne pas trop chauffer ces appartemens pendant l'hiver. Il ne faut pas y tolérer la moindre odeur infecte ni assemblage d'immondices : il faut journellement enlever , le matin , les vases de nuit et les laver ; balayer les chambres , exposer au grand air , pendant plusieurs heures , les matelas , les paillasses , les couvertures et les draps de lit ; remuer la paille à coucher et la changer assez souvent. Il faut plusieurs fois dans la journée ouvrir les fenêtres pour faire circuler l'air , en observant de les tenir ouvertes plus long-temps si la saison est douce et sèche que lorsqu'elle est humide ou venteuse. Il est contraire aux maximes de l'hygiène de sècher du linge ou de faire la lessive , la cuisine ou le repas dans la chambre où l'on couche. Il faut surveiller attentivement que les égouts et les lieux d'aisance soient fréquemment lavés et entretenus dans une grande propreté. Il faut souvent laver le plancher et les fenêtres des appartemens , mais soigner que l'on n'y soit pas exposé à l'humidité ; enfin il est d'une grande importance pour conserver la santé de faire régner la propreté à l'intérieur et à l'extérieur de la demeure que l'on occupe.

§. II.

On peut admettre parmi les causes capables de prédisposer au choléra les vapeurs qui se dégagent des marais, des eaux stagnantes ou d'une terre récemment défrichée, surtout si elle a été auparavant engraissée avec du fumier, parce qu'il y existe toujours des matières en putréfaction.

L'humidité peut devenir de même une cause prédisposante de la maladie en supprimant la transpiration insensible et en refoulant l'action vitale vers l'intérieur. Elle est le plus nuisible dans ses effets lorsqu'on s'y expose étant en sueur. Je ne veux pas seulement parler ici de la pluie, qui est quelquefois salutaire en été pour tempérer la chaleur, pour diminuer la trop grande sécheresse, pour améliorer les eaux croupies et pour précipiter les miasmes qui peuvent se rencontrer dans l'atmosphère, mais également des brouillards, de l'humidité qui se dégage de la terre et de celle de l'air de la nuit, lequel est presque continuellement plus ou moins humide dans les saisons où il n'est pas fortement condensé par la soustraction du calorique : l'humidité de la nuit est en proportion de la chaleur du jour. Il ne faut pas manquer de prendre des précautions contre la dangereuse influence de cette humidité, quand la circonstance l'exige : il faut chercher à se garantir de l'air frais de la nuit, surtout après avoir été accablé de la chaleur du jour. C'est dans les pays chauds où cette précaution doit être rigoureusement observée, principalement après des fatigues, comme par exemple, lorsque la transpiration a été beaucoup activée dans la journée par un exercice corporel. Mais si l'on se trouve sous l'influence de l'humidité, il faut, pour éviter ses mauvais effets, se tenir en mouvement.

Il faut se garder de se coucher sur la terre ou le gazon, de se coucher dans des lits dont les fournitures ne sont pas sèches; de s'endormir dans des endroits humides; de sortir le soir ou la nuit sans être couvert chaudement, et d'aller nu-pieds sur le carreau en se levant le matin. Pendant que le corps est en sueur, on ne doit pas mettre l'habit bas, ni se baigner ou entrer partiellement dans de l'eau froide, ni passer brusquement à la fraîcheur, ni prendre inconsidérément des boissons froides, des boissons acidulées ou des glaces. Il faut éviter soigneusement les transitions brusques du chaud au froid.

§. III.

Il faut avoir soin de se prémunir contre le refroidissement au moyen de vêtemens chauds (a). Des camisoles de flanelle portées à nu sur le corps et des chaussons de laine sont surtout très-recommandables; mais il convient de changer souvent ces objets d'habillement; car étant imbibés de sueur, ils refroidissent la peau et arrêtent la transpiration insensible. Il faut être attentif, pour la même raison, à ne pas conserver sur le corps des vêtemens humides, à ne pas garder des chaussures mouillées et à les changer aussi promp-

---

(a) Voy. mon *Hygiène militaire*, pour les détails sur l'habillement.

tement que possible. Si l'on a souffert de la pluie ou de l'humidité, si l'on est dans le cas d'en subir les mauvais effets, il est très-bon de prendre un bain chaud, ou bien de faire des frictions sèches à la peau, soit avec une brosse, soit avec de la flanelle, dans le but d'augmenter l'action cutanée.

§. IV.

Il est absolument nécessaire de ménager les organes de la digestion, de ne pas surcharger l'estomac, de ne pas l'irriter par des alimens échauffans ou indigestes ni par des boissons fortes; mais il ne faut pas non plus se laisser affaiblir. Une grande portion d'alimens fatigue l'estomac, d'où peuvent résulter des indigestions et des irritations gastro-intestinales, qui prédisposent au choléra, tandis qu'une portion convenable se digère mieux et s'assimile plus aisément à notre substance; cependant quand on prend trop peu d'alimens, l'organisme tombe dans l'épuisement et dans une prédisposition à la maladie. Pour réparer les pertes que le corps éprouve, il faut, dans l'état de santé, s'en rapporter à l'appétit que la nature nous donne comme un avis de pourvoir à nos besoins, ne manger que lorsque nous éprouvons de l'appétit, avoir soin de partager ses repas de manière à ne pas prendre trop d'alimens à la fois, et ne jamais se livrer aux excès de table, si éminemment dangereux lorsque le choléra règne.

Il est prudent de s'abstenir de tout genre de fruits, et principalement de ceux qui sont acides. Il faut s'abstenir des moules, des huîtres, des crabes, des poissons , du porc , des viandes salées ou fumées , du fromage , des patisseries grasses , des substances graisseuses en général , du chou-croute , des choux , des légumes fermentés ou salés , des salades , de l'oseille, des cornichons , des truffes , des champignons , des confitures, de la limonade , de tout ce qui est aigre , du pain de seigle , du pain trop frais , des glaces, des épiceries fortes , enfin de toutes les choses qui irritent l'estomac. Mais il faut se nourrir d'alimens nutritifs et de facile digestion , tels que les viandes fraîches roties, du bœuf , du veau, du mouton, de la volaille et du gibier ; le lait , les œufs , le pain de froment bien cuit, les pommes de terre, les carottes, le riz , le sagou , l'orge , la semoule et tous les farineux à l'usage alimentaire. De jeunes légumes comme les pois et la chicorée forment une bonne nourriture supplémentaire.

La soif indique à l'homme l'usage des boissons. Elles sont indispensables à la conservation de la santé , parce que le sang , perdant sans cesse de sa sérosité par la transpiration insensible et par les exhalaisons intérieures, a besoin de renouveler ses parties aqueuses. Les boissons facilitent la dissolution des alimens solides et favorisent la digestion. Elles sont utiles ou nuisibles suivant leur qualité ou leur quantité. La qualité diffère d'après leur composition ; ainsi l'eau étant la base de nos boissons ordinaires produit des effets différens sur l'organisme selon les principes qu'elle renferme : l'eau de puits qui est pure jouit d'une certaine action stimulante par les sels et l'air qu'elle contient ; le vin est excitant en raison de l'alcohol qui entre dans sa composition, etc. Quant à la quantité de boisson que l'homme doit prendre, elle doit varier suivant la constitution de l'individu, suivant les alimens dont il se nourrit, suivant la qualité des boissons dont il use, suivant les saisons et suivant son habitude (a). Mais il suffit de poser pour principe que l'intempérance ruine la santé dans toutes les circonstances de la vie, et que pour se préserver du choléra il faut éviter scrupuleusement les excès dans les boissons : rien ne prédispose autant à cette maladie que l'ivrognerie ainsi que les excès dans le manger.

Comme je pense que l'émanation cholérique a une disposition particulière à se mêler à l'eau, je conseille de ne pas en faire usage pour boisson dans les lieux où le choléra se développe, à moins qu'elle n'ait été soumise à l'ébullition, qui chasse les miasmes et les matières volatiles dont elle peut être altérée ; mais je ferai observer que la coction fait perdre à l'eau l'air qu'elle tient en suspension, et qui lui communique une des qualités salutaires ; de sorte qu'il conviendrait de ne se servir de l'eau cuite pour boire qu'après l'avoir exposée et agitée quelque temps à l'air. Lors d'une épidémie cholérique, une légère décoction de riz, de sagou ou d'avoine serait une boisson très-convenable, et que l'on devrait recommander à la classe indigente.

La bière et le vin sont deux boissons saines quand elles sont de bonne qualité. Il ne faut pas en faire usage lorsqu'elles sont sophistiquées, ou qu'elles n'ont pas fini de fermenter. Dans ce dernier cas, elles ne s'accomodent pas bien avec l'estomac, causent des indiges-

---

(a) Voy. mon *Hygiène militaire.*

tions et irritent la membrane muqueuse gastro-intestinale.

L'avidité du gain porte l'homme méchant à falsifier le vin de différentes manières : les procédés les plus coupables employés à cet effet sont ceux dans lesquels entrent des préparations de plomb, qui sont des poisons fort actives et capables de déterminer les accidens les plus graves (a). L'usage du vin contenant des préparations de plomb ou de cuivre, de la chaux vive, du sulfate d'alumine et de potasse ou du soufre à forte dose, substances dont on se sert pour le frélater, peut porter de terribles atteintes à la santé, et prédisposer puissamment au choléra en provoquant des irritations gastro-intestinales. La bière peut être altérée par la chaux vive, le poivre ou autres substances végétales âcres ; elle peut contenir accidentellement des oxides de cuivre ou de plomb à cause des chaudrons ou des vases dans lesquels elle a été cuite ou conservée. Ces altérations pourraient devenir également nuisibles. Il ne faut pas boire une bière trop jeune ou trop vieille, ni celle qui est aigre ou, comme on dit vulgairement, *tournée.*

Dans le vin les principes excitans et nutritifs sont réunis dans de justes proportions à l'eau qui lui sert de base. Il me semble être préférable à la bière, surtout si l'on est dans l'habitude d'en boire ; mais on doit en user sobrement. Les personnes accoutumées à pren-

---

(a) J'ai indiqué dans *mon Hygiène militaire* (*section de nourriture*) les qualités que les différentes boissons doivent avoir, les altérations naturelles dont elles sont susceptibles, les procédés que l'on emploie pour les frélater, les accidens qui peuvent en résulter, les moyens chimiques à mettre en usage pour découvrir ces falsifications, etc.

dre de l'eau rougie de vin, pourraient, pendant la durée d'une épidémie de choléra , remplacer l'eau ordinaire par une faible décoction d'orge ou de riz. Les vins légers de Bordeaux, comme ceux de Saint-Estèphe, de Saint-Julien , de Saint-Emilion, de Laffitte , etc. méritent la préférence sous le rapport de la santé.

Le thé et le café doivent être aussi compris au nombre des boissons saines, quand on les prend modérément.

L'usage imprudent des liqueurs fortes peut être extrêmement dangereux en irritant la muqueuse gastro-intestinale et le cerveau ; mais il y a des cas où elles peuvent être utiles , étant prises avec grande modération : par exemple , quand on est exposé au froid , à l'humidité et à des chaleurs accablantes de l'été. En prenant du rum , de l'eau-de-vie ou autre liqueur alcoholique , on fait très-bien de n'en user que dans de l'eau d'orge, du café ou du thé : de cette manière leur action stimulante n'est plus aussi brusque que lorsqu'elles sont sans mélange.

Il faut s'abstenir de prendre les boissons et les alimens très-chauds ; car il s'ensuit une excitation de l'estomac , succédée de relâchement.

Comme il ne faut pas, ainsi que je l'ai déjà dit , prendre des boissons froides ou acidulées pendant qu'on est en sueur, et qu'il serait imprudent de ne pas étancher la soif, on doit, lorsqu'on est tourmenté par des transpirations copieuses, avoir recours à une boisson excitante : l'usage modéré de vin chaud , de punch, d'eau-de-vie ou de rum mêlé à de l'eau d'orge , à du thé , etc. est convenable. Les boissons spiritueuses préviennent les transpirations abondantes et appaisent très-

bien la soif sous l'influence d'excessives chaleurs atmosphériques.

Au sortir d'un repas, il ne faut pas aller se coucher;
il faut éviter les émotions vives de l'âme, et ne pas se
livrer à des fatigues corporelles, aux plaisirs vénériens
ou à de fortes applications de l'esprit, afin de ne pas
troubler la fonction digestive. Il est salutaire de passer
deux à trois heures après le repas dans une société
agréable et dans un doux exercice : cela favorise la
digestion.

Il faut s'abstenir de souper, ou du moins il ne faut
prendre que peu d'alimens le soir. Il est prudent de laisser
un intervalle de deux à trois heures entre le dernier
repas et le coucher, pour que la digestion soit achevée
lorsqu'on se met au lit.

Je crois devoir recommander aussi de ne pas rester
trop long-temps à jeun ni de sortir le matin sans avoir
pris quelque nourriture.

§. V.

Il faut tâcher de prévenir ou surmonter le chagrin,
la frayeur, la crainte de contracter la maladie, enfin
toutes les passions déprimantes, parce que ces affections morales prédisposent le corps au choléra et à une
multitude d'autres maladies. Il faut chercher à se roidir
contre toutes les vicissitudes et tous les désagrémens
attachés à la condition humaine : la gaîté et la satisfaction de l'âme sont très-favorables à la conservation
de la santé dans toutes les circonstances de la vie.

§. VI.

Il me reste encore à signaler une cause prédisposante très-active du choléra. Je veux parler des excès dans les plaisirs de l'amour. On ne saurait trop se pénétrer que, pour se garantir de la maladie qui m'occupe, il ne faut s'adonner à aucun genre d'excès.

§. VII.

Il est utile d'entretenir le corps dansun exercice aisé et continuel : l'exercice modéré, pris en plein air, surtout quand le temps est beau, peut être regardé comme très-salutaire. Mais les fatigues corporelles, les travaux intellectuels extraordinaires et les veilles prolongées sont nuisibles et prédisposent au choléra.

§. VIII.

Il faut avoir un grand soin d'entretenir la propreté du corps. Si rien ne s'y oppose, il faut souvent changer de linge et de vêtemens (a) : lorsqu'ils sont sales, ils peuvent être contraires à la santé par des miasmes qu'ils contiennent, et appliqués sur les pores, ils arrêtent la transpiration insensible. On doit changer assez fréquemment ses draps de lit et veiller à ce que toute la fourniture du lit soit tenue propre. Il faut journellement

---

(a) Le linge sale et tous les objets d'habillement que l'on change ne doivent pas être enfermés dans des armoires ni placés dans des lieux peu aérés, mais il faut les étendre de suite sur des cordes dans de grands appartemens ou greniers où l'air circule librement.

se brosser les cheveux, se laver les mains, le visage, le cou, etc.; se laver les pieds avec de l'eau tiède tous les quatre jours en été et tous les huit jours en hiver, et se laver de temps en temps le corps entier, en prenant des bains froids pendant les fortes chaleurs de l'été, quand on est tourmenté par d'abondantes transpirations, et en prenant des bains chauds dans les saisons où l'air n'est pas dilaté par le calorique; mais il faut avoir la précaution de ne pas prendre des bains entiers ni partiels au sortir d'un repas, car ils pourraient empêcher la digestion. Il convient de dire qu'ils ne doivent être pris que deux à trois heures après avoir mangé. Le meilleur temps pour prendre des bains chauds est le matin à jeun, en observant de ne pas y rester plus de trois quarts d'heure, et au sortir bien s'essuyer et ne pas s'exposer à l'air froid pendant qu'on est en sueur. Pour ce qui regarde les bains froids, il faut avoir l'attention de ne pas entrer dans la rivière ou dans de l'eau froide lorsqu'on est en sueur, ou si l'on est affecté d'une maladie de la peau, qu'on risquerait de faire répercuter. La meilleure époque de la journée pour se baigner en été, est vers les cinq ou six heures du soir; alors la grande ardeur du soleil est passée, et l'eau est plus échauffée. Plus tard on s'expose aux vapeurs humides. En entrant dans l'eau, on doit y plonger à la fois le corps entier, pour que l'impression soit uniforme, et tant que l'on y est, il faut se tenir en mouvement, n'y rester qu'un court espace, en sortir aussitôt qu'on sent des frissons, bien s'essuyer le plus promptement possible, et après s'être rhabillé faire quelque exercice corporel (a).

____

(a) Voy. mon *Hygiène militaire.*

§. IX.

Il faut avoir la prudence , pendant une épidémie cholérique , de réclamer sans le moindre délai les secours du médecin , lorsque la diarrhée ou tout autre symptôme précurseur du choléra se manifeste. Dès qu'il se présente des phénomènes capables de faire soupçonner l'arrivée de la maladie , on fait sagement , ainsi que je l'ai conseillé p. 40 et 41 , de se soumettre aussitôt à la diète absolue, de prendre un bain de pieds sinapisé, de se faire frotter la surface du corps avec de la flanelle chauffée , de se couvrir chaudement et de boire une infusion légèrement chaude de fleurs de sureau , de tilleuls , de camomille ou du thé ordinaire , afin d'augmenter fortement l'action de la peau. Ces moyens peuvent opérer un excellent effet et sont incapables de nuire dans aucun cas.

FIN.

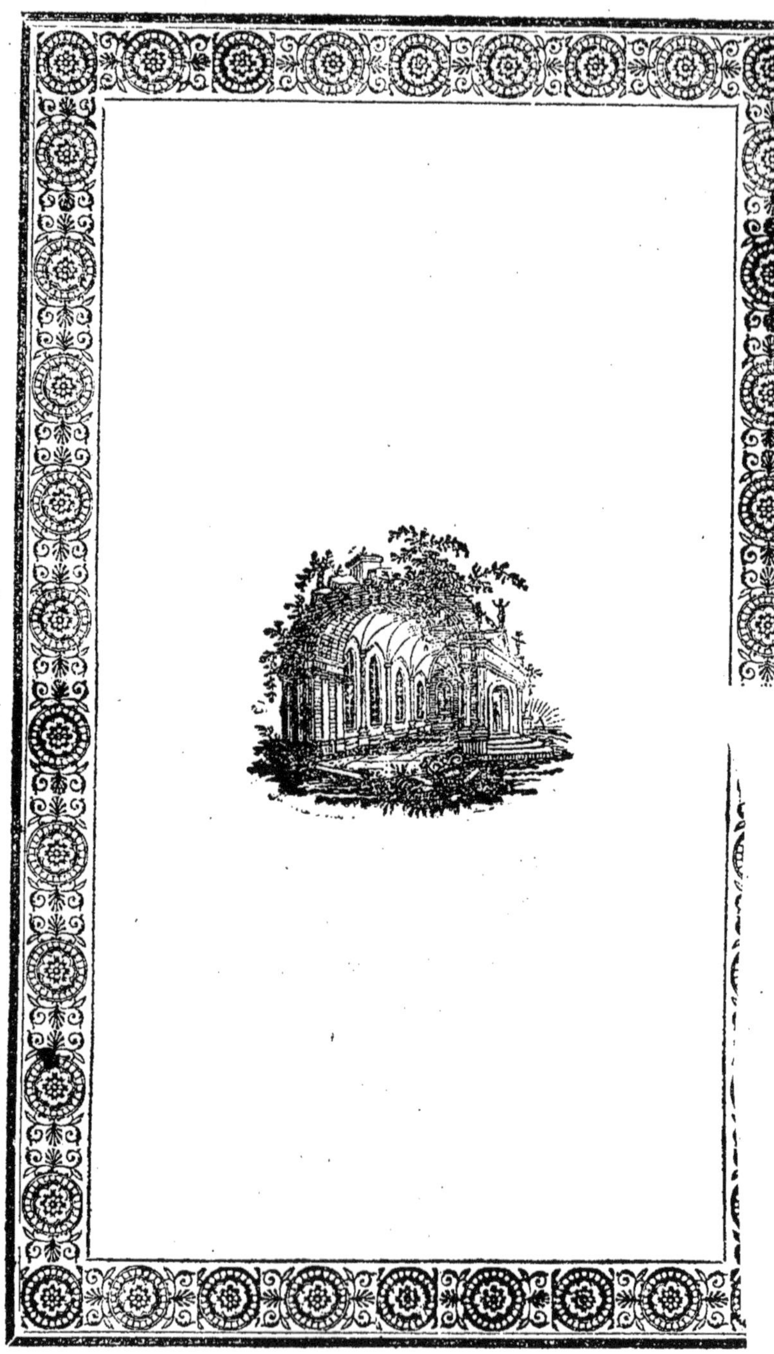